足裏をもむと健康になる

1日1回でココロとカラダの不調が消える！

大谷由紀子
日本ゾーンセラピー協会代表

PHP

医学監修・川嶋 朗
東京女子医科大学附属
青山自然医療研究所
クリニック所長
協力・飯森伸一
ブックデザイン・細山田光宣＋藤井保奈
イラスト・コイヌマユキ

足の裏は、全身の縮図。
足の裏は、自分自身のミニチュア。
あなたのすべてを表します。

ゾーンセラピーは、
肉体と心のバランスを取り、
自分の足でしっかりと立って、
元気に人生を歩いていくための
オリジナルの療法です。

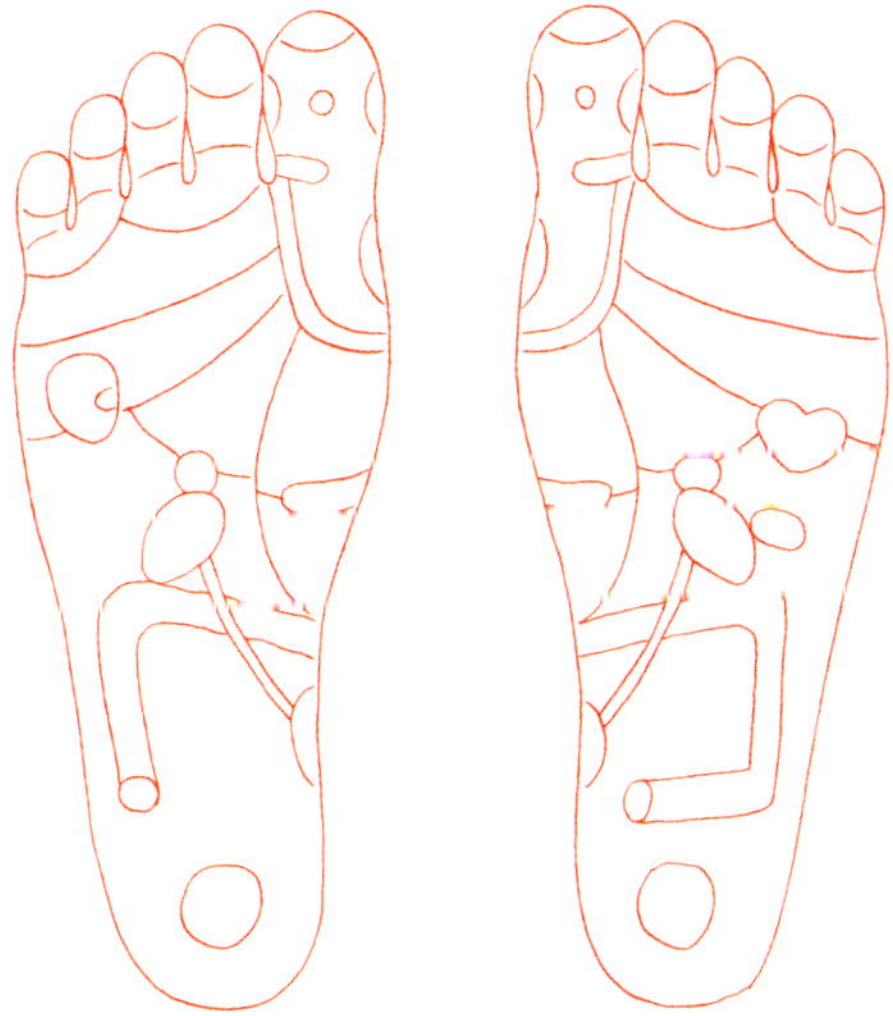

もくじ

第1章 ゾーンセラピーとは

ゾーンセラピーについて …… 008
足裏をもみほぐす …… 012
▼ふくらはぎ篇 …… 013
▼足裏篇 …… 014
足裏への刺激が身体にいい理由 …… 016
〈エッセイ〉ちょっとコバナシ いい噺1 …… 020

第2章 足裏からの伝言

腎臓 完璧さと慎重さを求められる働き …… 024
尿管と膀胱 排尿のしくみが表す将来への不安 …… 028
胃 他人の目を気にする 気遣いさん …… 032
膵臓 過去を懐かしみ、執着が強い臓器 …… 036
十二指腸 デリケートでストレスに弱い …… 040
大腸（盲腸と肛門） 持ち主の性格が招く腸の調子 …… 044
小腸 淡々と、役割をまっとうする臓器 …… 048

甲状腺と副甲状腺　ホルモン生産工場と貯蔵庫 …… 052
▼〈おまけのはなし〉自律神経 …… 056
肺　息がつまると、悲しみが出せない肺 …… 058
▼〈おまけのはなし〉ノドと気管支 …… 061
肩甲骨と僧帽筋　両肩が支える人生の荷物 …… 062
脳　アタマだけで考えて、ストレスぱんぱんに …… 066
目　そらさない、見るという強さを持つ …… 070
耳　聞く、身体の均衡を保つ2つの役割 …… 074
▼〈おまけのはなし〉三半規管 …… 077
鼻　役割の割に大きい存在感 …… 078
心臓と脾臓　ポンプと濾過 血液に関連した臓器 …… 082
肝臓と胆のう　年中無休の無口な働きもの …… 086
リンパ　身体にとって必要なもの、不要なものを見極める …… 090
腕　引き寄せる、放す動き …… 094
背骨　身体の柱＝背骨 支え、衝撃吸収の役割 …… 098
生殖器　新しい生命を生み出す臓器 …… 102
〈エピローグ・エッセイ〉ちょっとコバナシ いい噺2 …… 106
おわりに …… 110

第1章

ゾーンセラピーとは

ゾーンセラピーとは、反射区療法のことです。
身体にとって、どんなふうにいいのか、
ゾーンセラピーについて紹介しましょう。
足裏のもみ方も説明します。

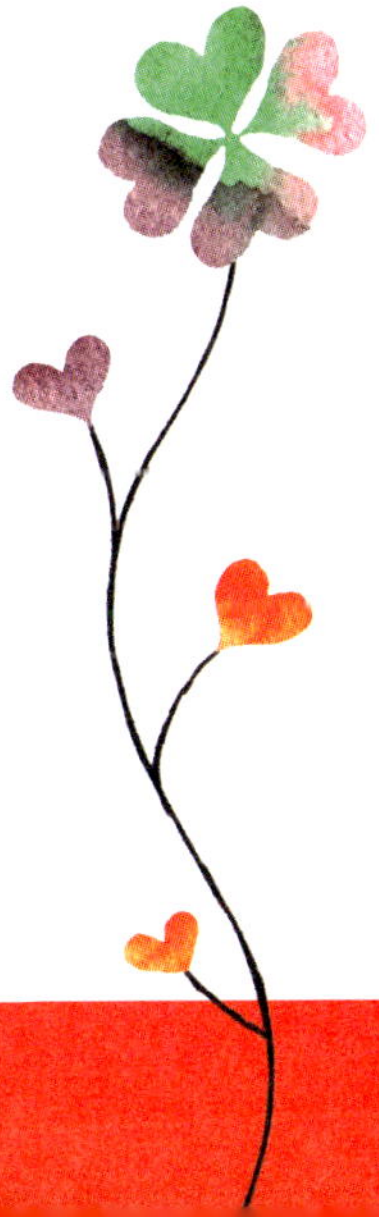

ゾーンセラピーについて
“身体の健康＝精神の健康”という考え方

私が15年手がけるゾーンセラピーについてお話しします。ゾーンセラピーは反射区により身体の状態を認識するリフレクソロジー理論と、気血の流れを整える中国発祥の経絡理論、そして現代医学に基づいた、心や精神などの疾患を研究する精神医学を重ね合わせて、オリジナルに体系化したものです。

リフレクソロジーは、映し出された小さな世界という意味があるレフレックスという言葉からきていて、足の裏に全身の末梢神経の縮図が投影されていると考えます。その神経を刺激することで、身体の部位に反射的に反応を起こすものです。

ツボといわれる経絡理論は、古代中国や台湾で行われてきた療法です。体内に流れる「気」の通り道である経絡と身体の各臓器や器官を結びつけ、ツボを刺激することで各臓器の機能調整を行う方法です。

そして健康や病を考えることは、人間そのものを考えることであり、人間そのものがわからなければ健康や病もわからないという考えをも

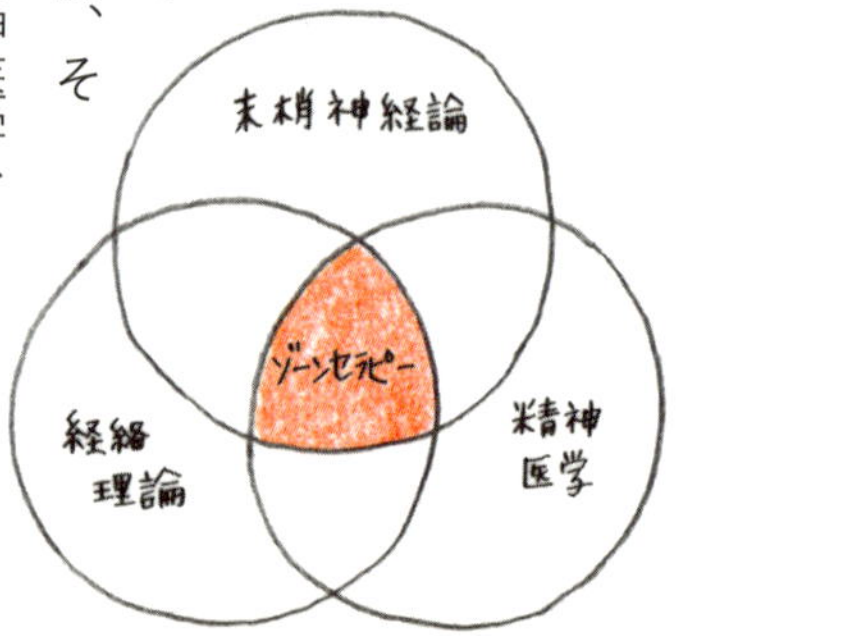

とに、病気を臓器や器官など一つの視点から治療するのではなく、心や精神、身体すべてを一つのものとして、全体的（ホリスティック）に捉える考え方に基づいて治療するのがホリスティック医療です。

ゾーンセラピーは、これらの優れた部分を取り入れ、研究と経験を重ねてきたものです。つまり、足を全身の縮図と見て、各部位に対応するゾーン（反射区）を刺激することによって心身を調整し、ふくらはぎを刺激することで血流やリンパ液、水分の代謝と流れをよくし、私たちが本来持っている自然治癒力を高めていくものです。

私は自身のサロン、各医療機関で施術を行いながら、ゾーンセラピスト育成のスクールを運営し、約2万人以上の方々の足に触れてきました。その中で足裏には、その人の性格や考え方も投影されていることに気づきました。肉体はとても不思議なものです。各臓器、器官の精密かつ巧妙な構造と、その働き、それぞれの連携には感心させられます。臓器や器官が持つ働きや機能を知ると、それぞれの癖や特徴から性格のような、キャラクターが浮かび上がってくるのです。足裏に触ると、肉体や心、その臓器が伝えたいことがよくわかり、身体と心は密接につながっていることを実感できるのです。

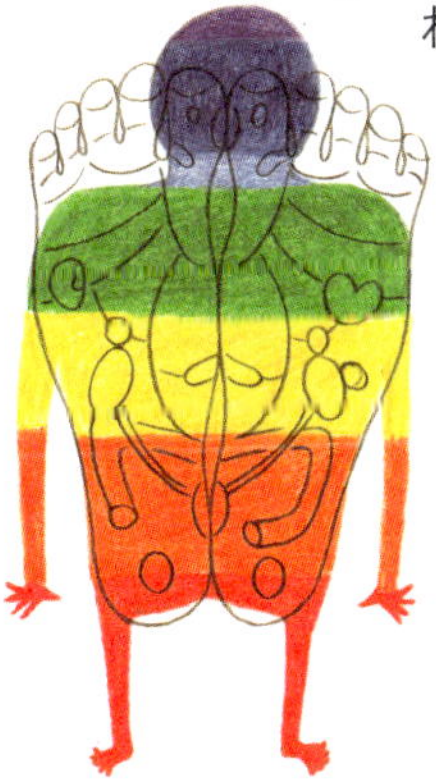

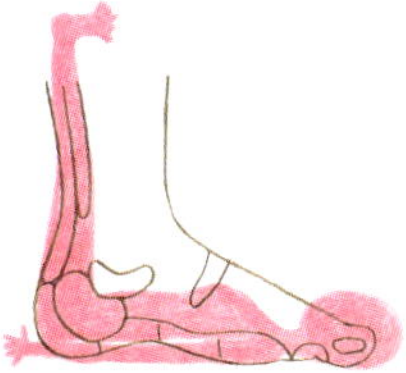

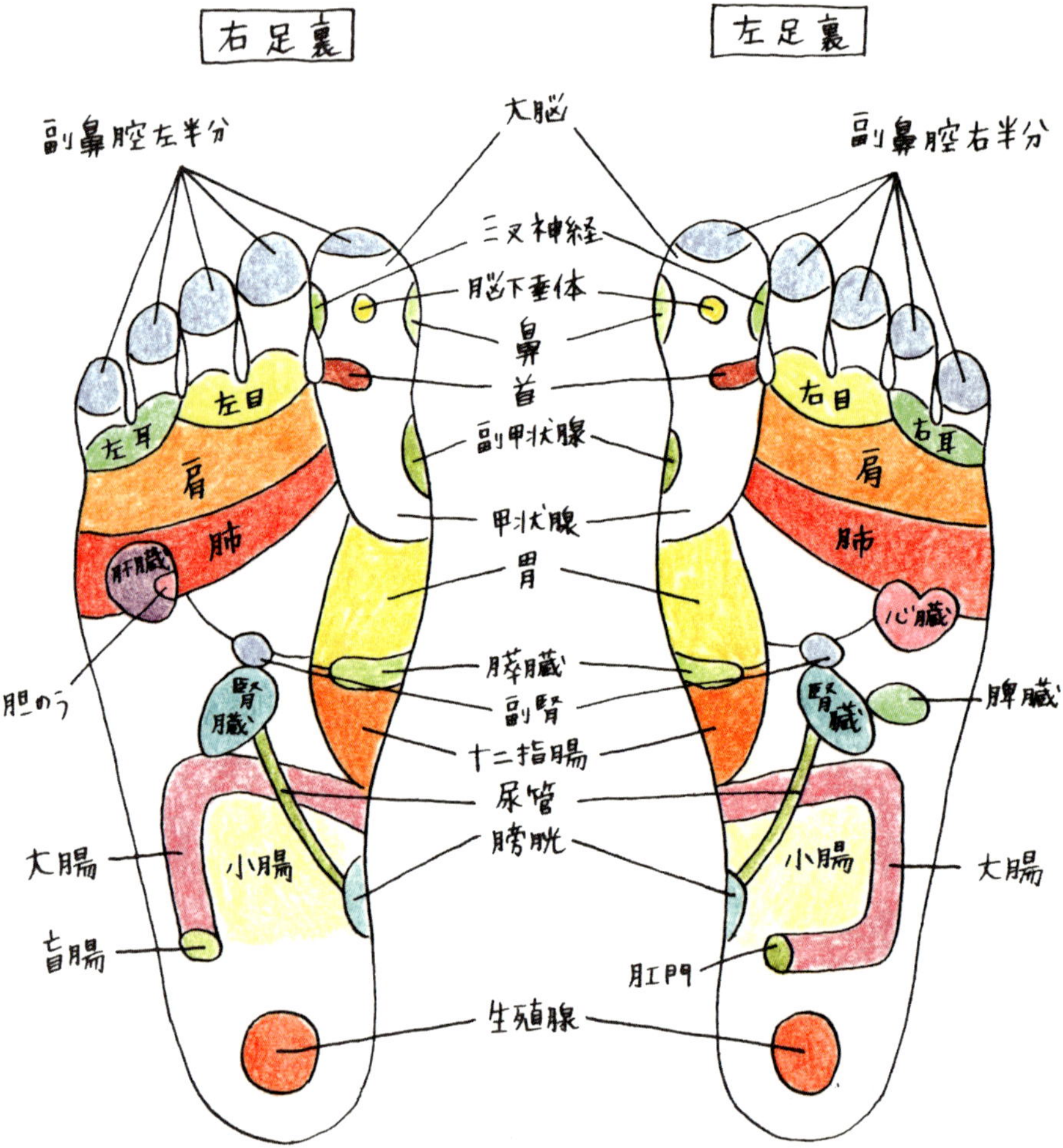
右足裏
左足裏
副鼻腔左半分
大脳
副鼻腔右半分
三叉神経
脳下垂体
鼻
首
左目
右目
左耳
右耳
肩
肺
肝臓
心臓
副甲状腺
甲状腺
胃
胆のう
膵臓
副腎
腎臓
脾臓
十二指腸
尿管
膀胱
小腸
大腸
盲腸
肛門
生殖腺

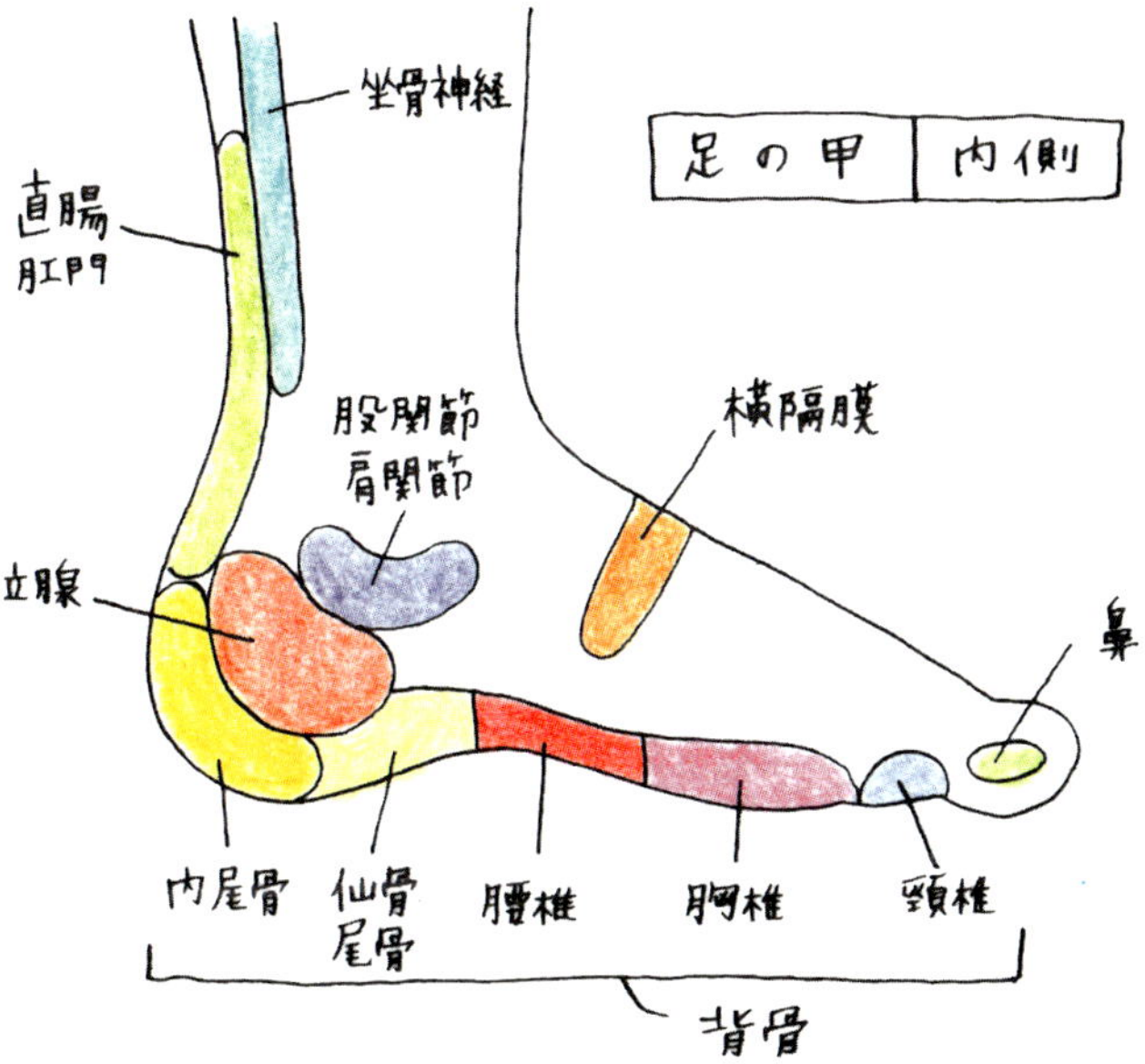
足の甲 内側
坐骨神経
直腸
肛門
股関節
肩関節
横隔膜
子宮・前立腺
鼻
内尾骨
仙骨
尾骨
腰椎
胸椎
頸椎
背骨

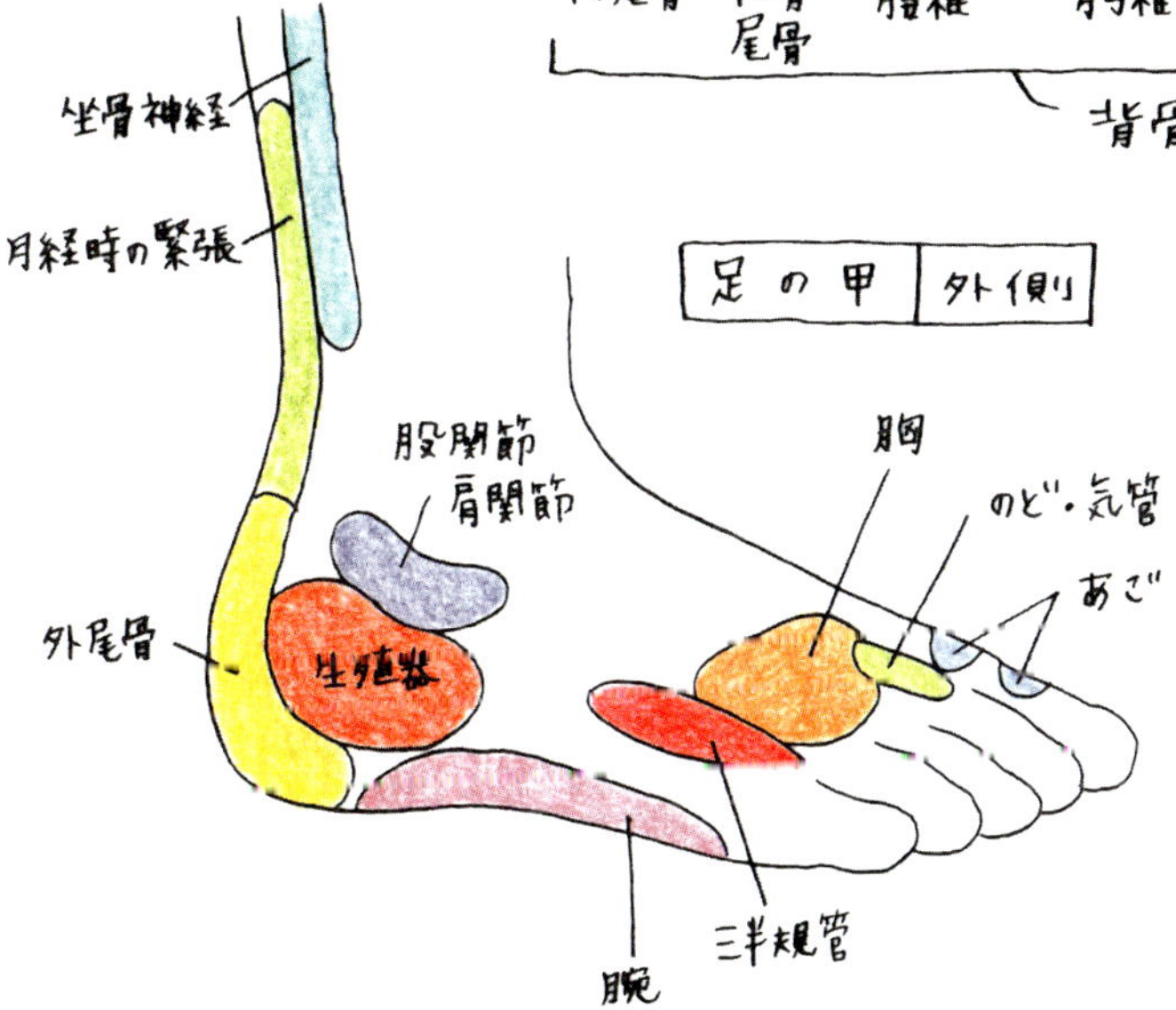
足の甲 外側
坐骨神経
月経時の緊張
股関節
肩関節
胸
のど・気管
あご
外尾骨
生殖器
腕
三半規管

足裏をもみほぐす

下半身に溜まった老廃物を血流にのせ、排出するのを促すのが、ゾーンセラピーの目的です。もみほぐす順番は、まずふくらはぎをやわらかくしてから、足裏を刺激し、最後にまたふくらはぎです。なぜなら、ふくらはぎにある筋肉はポンプのように動くので、足に溜まった老廃物を運ぶ静脈の流れをよくするからです。

足裏のもみほぐしは、心臓の反射区がある左足から始めます。そして泌尿器、消化器の順で刺激を加えていきます。これは内臓器官の血液循環を高めるためです。そして頭部や背中、身体全体へと続けていきます。左足がすべて終わったら右足です。左右で臓器の違う反射区もあるので、注意してください。もむ刺激は、各反射区それぞれ2〜3回くらいです。痛かったり、気になる反射区ばかり押さないように。

足裏の刺激は、一通りやることが肝心です。両足が終わったら、水分を取りましょう。妊娠初期の場合、足裏の刺激は避けましょう。安定期に入ったら、軽くもむ程度に。婦人科系の疾患がある場合、とくに生殖器の反射区は避けます。生理前に行うことはオススメします。

ふくらはぎ篇

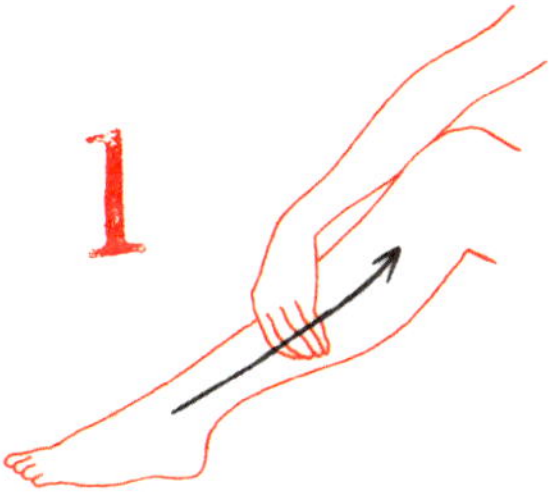

脚の外側（横）

右足は右手、左足は左手で行う。上から足首をつかむようにして、親指と人差し指の間ではさむ。親指を除いた４本の指を脚に当てて、そのまま膝に向かって手を引き上げる。

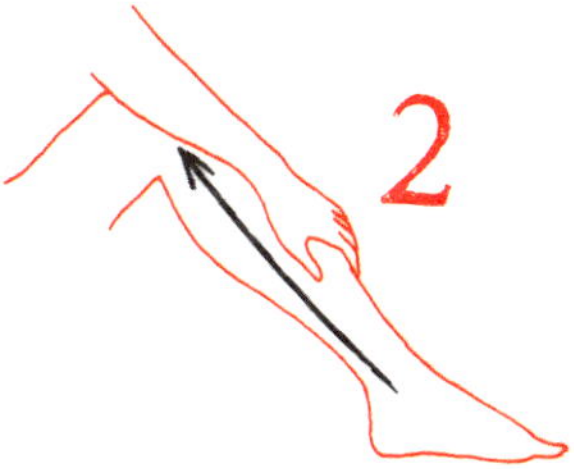

脚の内側（横）

1でつかんだ、親指が骨に触る位置を強く押しながら上へ引き上げる。このとき、親指が脚の骨の内側のきわに沿って動くようにする。※外側と内側を同時に行うこともできる。

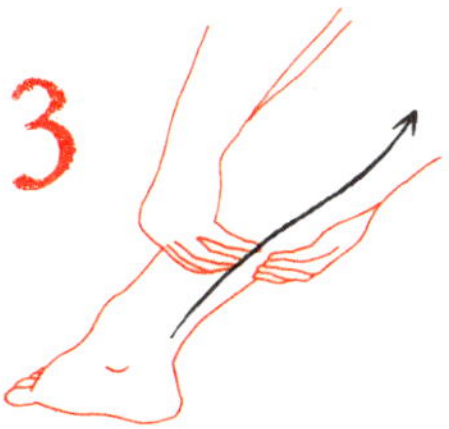

脚の後ろ（ふくらはぎ）

両手で足首をつかみ、左右の親指を除いた４本の指をふくらはぎに当てて、そのまま膝に向かって引き上げる。膝裏にきたら、もむ。そのまま両手を太ももまで引き上げる。

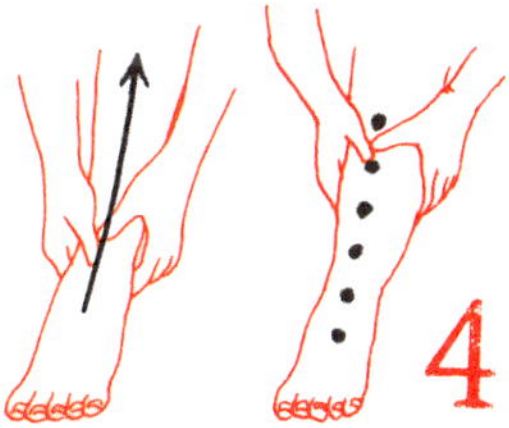

脚の前（すね）

両手で足首をつかみ、すねにある大きな骨のきわに親指を当てる。そのまま膝まで引き上げる。一つずつ押していってもよい。※脚の前と後ろの刺激を同時に行ってもよい。

もみ方ポイント

- 血行がよくなっている入浴中、入浴後などがオススメ。
- もみほぐしの前の飲酒、食事は避けましょう。
- 手は下から上へ向かって動かす。
- オイルやクリームを使うと滑りやすい。
- 「イタ気持ちイイ」が目安。

足裏篇

もみ方、指遣いについては、詳しくは第2章に掲載しています。

※反射区が左右異なる箇所は両足掲載しています。

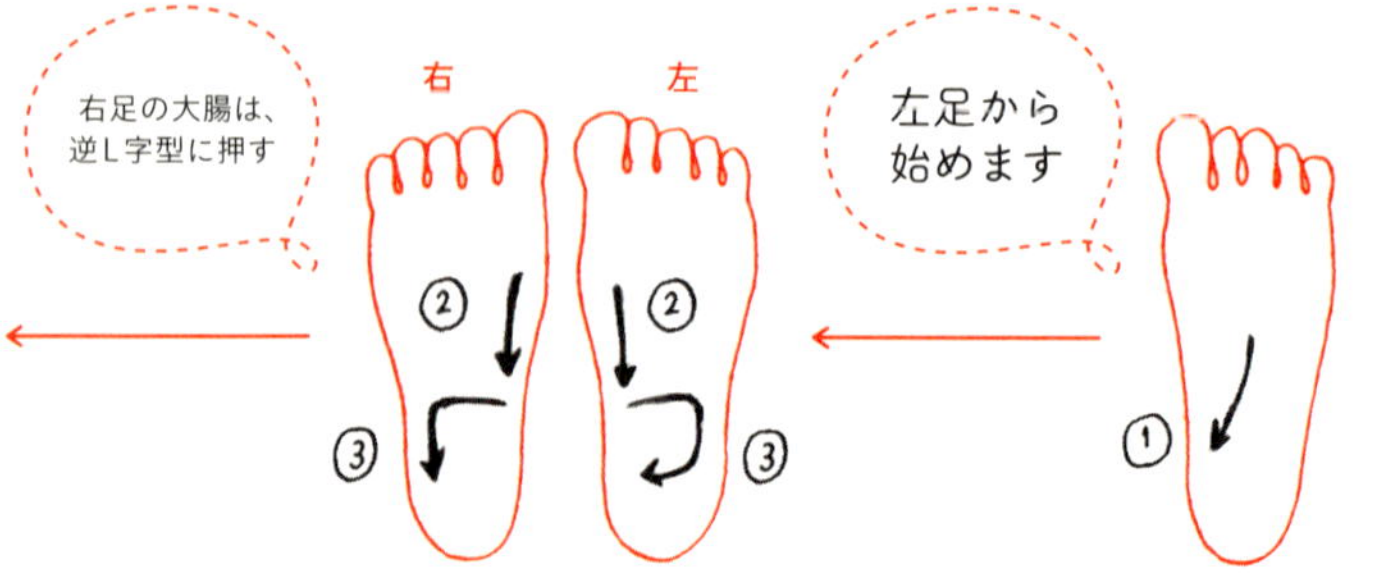

左足から始めます
右
左
右足の大腸は、逆L字型に押す

1 腎臓→尿管・膀胱

2 胃→膵臓→十二指腸

3 大腸

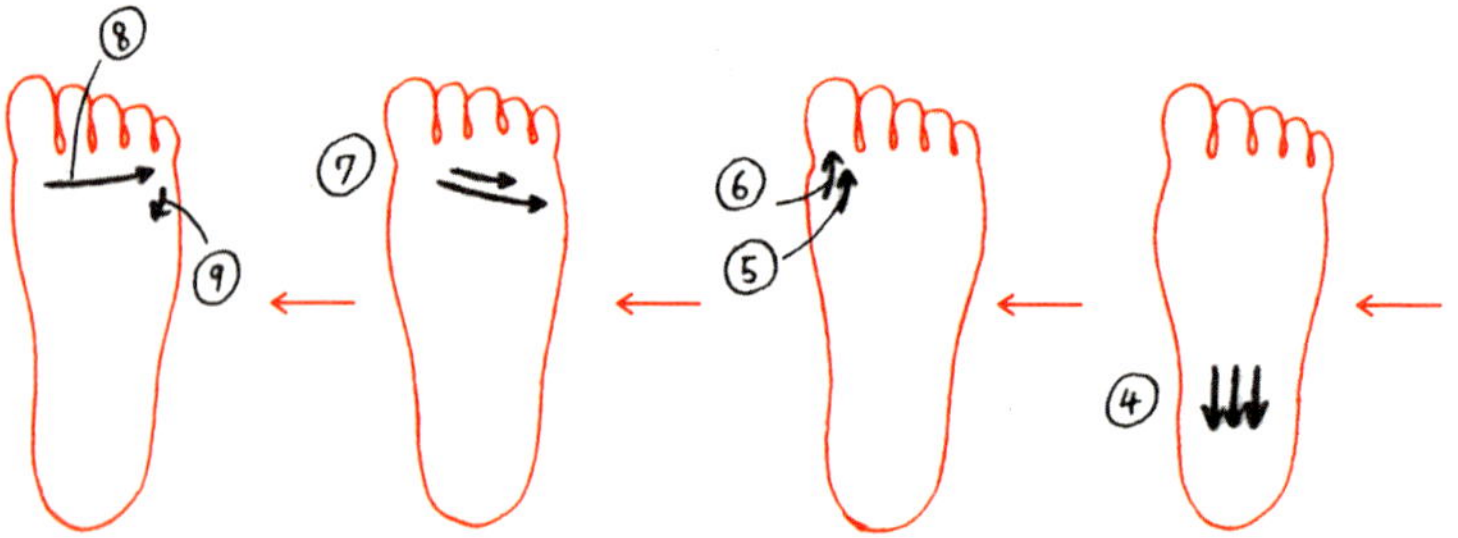

4 小腸

5 甲状腺

6 副甲状腺

7 肺

8 僧帽筋

9 肩甲骨

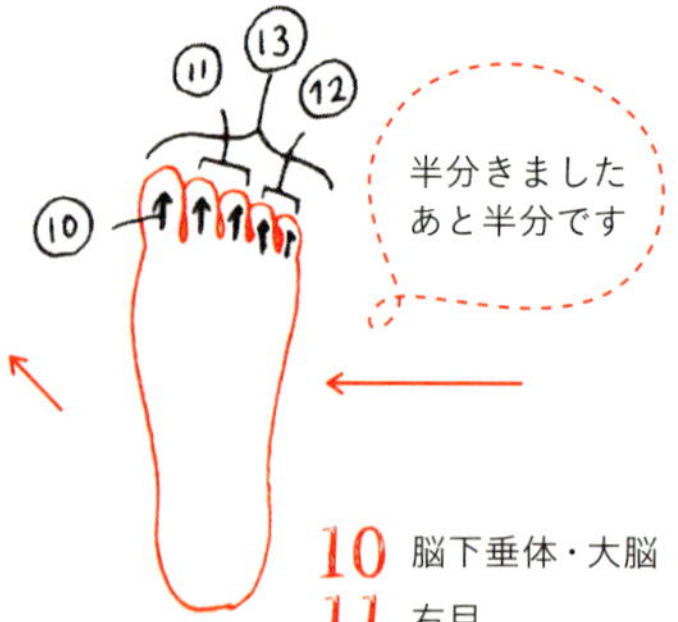

半分きましたあと半分です

10 脳下垂体・大脳

11 右目

12 右耳

13 鼻

もみ方ポイント

- 左足から始めます。
- 手の親指の腹や、人差し指を曲げた関節、掌全体を使います。刺激する部分で指遣いを工夫してみましょう。
- すべての刺激が終わったら、水や白湯など水分を取ります。カフェインの入ったお茶やコーヒーは避けてください。
- 生理前の足裏の刺激は血流がよくなるので勧めますが、妊娠初期の場合、足裏の刺激は避けましょう。安定期に入ったら、軽くもむ程度に。また婦人科系の疾患などがある場合、足裏もみはいいですが、生殖器ゾーンの刺激はやめましょう。

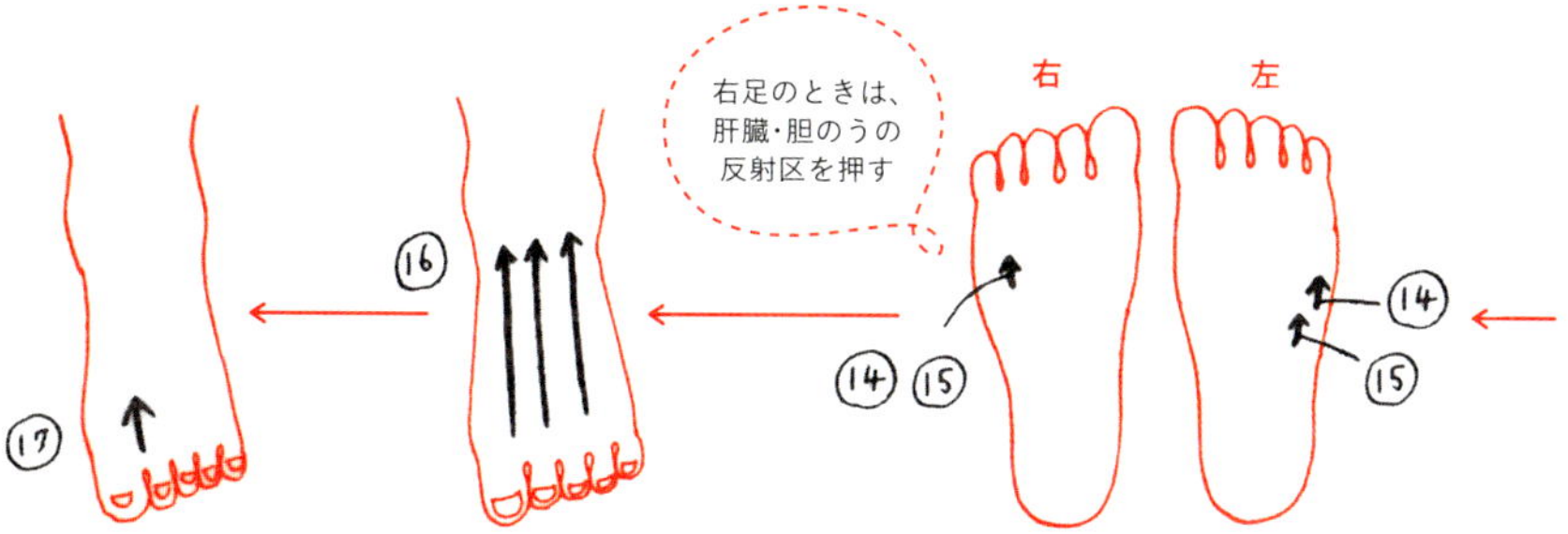

14 肝臓
15 胆のう

14 心臓
15 脾臓

16
リンパ

17
気管支

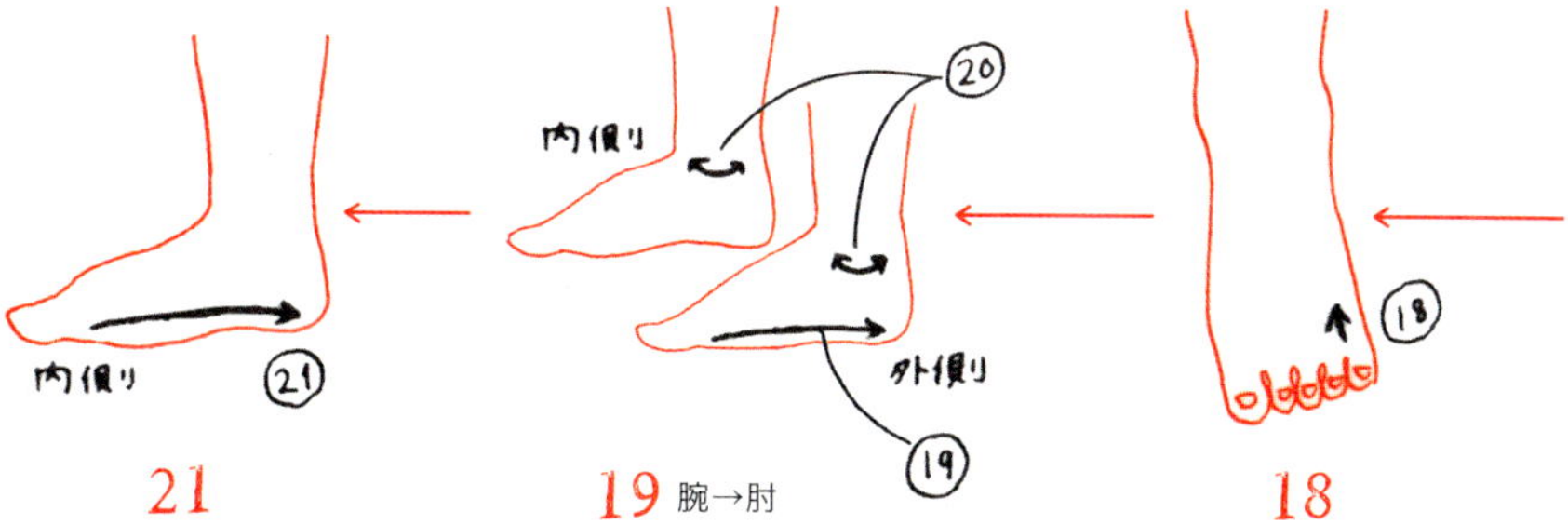

18
三半規管

19 腕→肘
20 肩関節・股関節

21
背骨

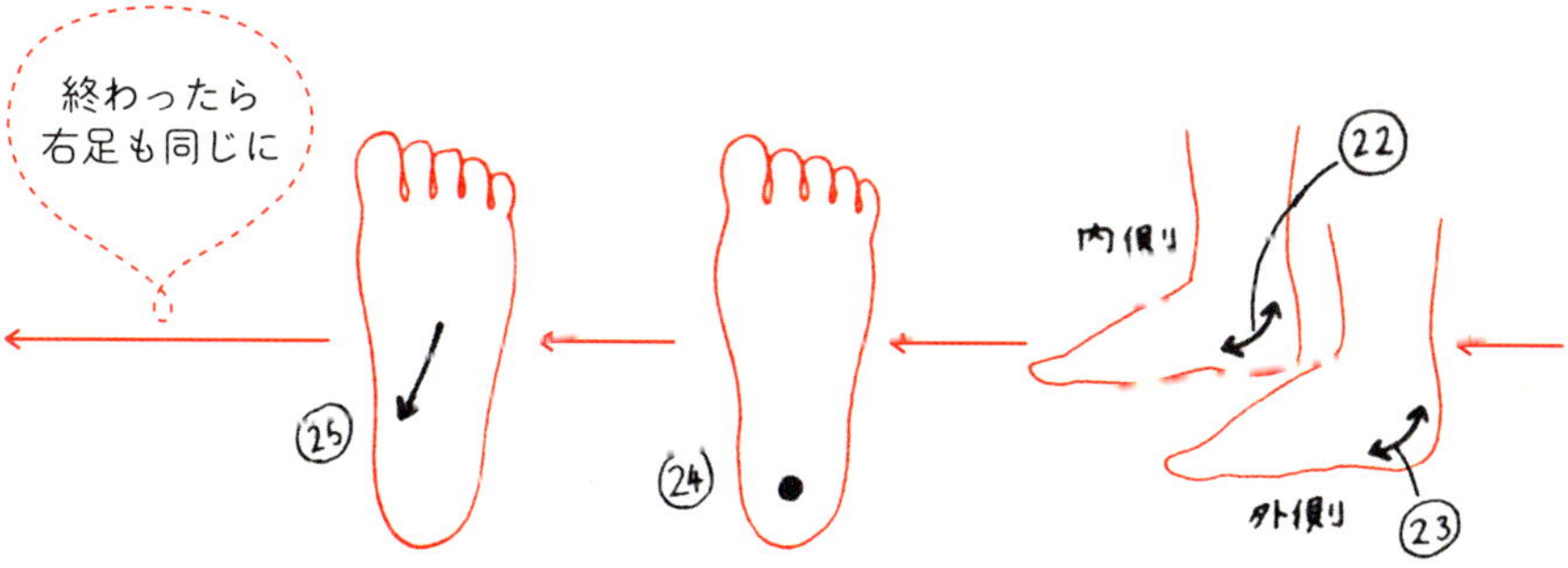

22 子宮・前立腺
23 卵巣・睾丸

24
卵巣・睾丸

25
腎臓→尿管・膀胱

足裏への刺激が身体にいい理由

いい理由その1　体内の循環がよくなる

　足裏をほぐすことは身体の中を流れる水分（血液やリンパ液なども含みます）の流れをよくすることと、足裏に集まる末梢神経を刺激することで、臓器や器官の状態を整えることが目的です。

　私たちの身体は、約70％が水分といわれています。この流れがよくなると、体内で交換された二酸化炭素や老廃物、排出物が尿や汗などに混じって、じょうずに身体の外へ出るようになります。つまり、足裏とふくらはぎのもみほぐしは、家に例えるなら「水周りのお掃除」というところです。

　取り入れた栄養や酸素は動脈によって、各臓器や器官に運ばれます。その流れは自然流下、重力に従って上から下へと流れていきます。ですから下半身、とくに心臓から一番遠くにある末端部分、足の先とふくらはぎをもみほぐすのです。こうして、体内水分の流れがよくなると、血行不良が原因と考えられる症状――冷えやこり、のぼせなどが解消されます。また骨盤の鬱血《うっけつ》（静脈血が局所に増している状態）が原因といわれるような婦人科系の問題——生理痛なども緩和されるようになります。血液やリンパの流れが滞らなくなると、神経への圧迫が少なくなり、不快な症状や痛みなどが和らぐこともあります。痛みが緩和されれば、痛みに対して緊張していた筋肉も緩みます。また痛みから解放されるので、精神的にものびのびとリラックスできるようになります。

　足裏への刺激を日課にするようになると、このように身体的、精神的にラクになるだけでなく、体内の代謝もよくなります。代謝というのは、栄養と老廃物、酸素と二酸化炭素などの物質の交換のこと。代謝がよいと、不要なものをいつまでも体内にとどめておくことがなくなり、老廃物が溜まりづらくなり、日々の足のむくみや便秘といった小さな症状も解消されるようになります。他に、循環の悪さが原因と思われる肌荒れにも効果が期待され、代謝がよいということは、ダイエット効果につながります。

いい理由その2　末梢神経の刺激でわかること

ゾーンセラピーの場合、足裏にある末梢神経の反射区をもみほぐすことで、各臓器の調子を整えたり、触り心地の違和感で不調がわかったりします。足裏には多くの内臓器官の末梢神経が集まっているので、そこをもむことで、間接的に臓器に触っているような感じです。

末梢神経は、脳からの伝達を各部位や器官に伝えたり、部位や器官で得た情報を脳へ送るための通路です。例えば、膝を叩くと無意識につま先が上がったり、すねが上がったりします。これは、膝を叩いた刺激を通して、脊髄から運動神経に伝わり、足の筋肉に上がるように指令が届く。つま先には触れずにつま先を上げることができるという、この無意識の反射行動は末梢神経の刺激と反応のしくみです。この作用を利用して、足裏にある胃の反射区に触れることが実際に胃に作用を及ぼすと考えます。

このしくみを通じて、臓器の調子がわかると病気の予防につながります。

詳しくは第2章から説明しますが、例えば腎臓（P24～27）には、その働きから完璧なことを求める特徴があります。もしあなたが腎臓のゾーンをもんでみて感じることがあったら、少し腎臓に意識を向けてみませんか？　腎臓が持つ特徴のように、あなた自身が完璧主義であったり、相手に完璧を求めるような傾向があったりしませんか？――思い当たるようであれば、それが足の裏からのメッセージです。

他に足裏が教えてくれることは、身体の使い方です。肝臓に不調を感じるとしたら、日頃の飲酒量や食事を取る時間帯などを見直してみることです。またクヨクヨ考えがち、頑固なこだわりがあるなど、あなた自身の性格や物事の捉え方、人間関係上の癖などが臓器に影響を与えることもあります。

毎日ちょっとずつでいいから、足裏をもむ。不調と思われる部分だけをもむのではなく、全体を一通り触ることが、ゾーンセラピーでは最も大事なことです。その中でわかること、気づくことがあります。足裏を通して自分の生活、身体を正面から見直してみることで、心も健やかになっていくでしょう。

ちょっとコバナシ いい噺

1

神社

受け取れる人だけが受け取れるパワースポット

自然界というのは、不思議なもので、大地からのエネルギーが天に昇るようにできています。そのエネルギーを、ヒトは天から受け取り、大地に再び流す役割があると、私は考えています。

この「エネルギー」という言葉は、ちょっと抽象的。私は、クルマのガソリンのようなものと例えています。

私たちの肉体をクルマとしましょう。クルマのボディ（肉体）は、きれい（健康的）で機能がちゃんと働くほうがいいですね。そして目的地に向かって、クルマを動かす――ハンドリングしていく。ここでいうハンドルが私たちの「心」です。けれど、燃料＝ガソリンがないと走れません。ガソリンが入るタンクが、私たちの「魂」です。

そして、神社はガソリンがあるところ、クルマに補給するところ、として理解してもらえれば、わかりやすいと思います。

本来、天からの目には見えないエネルギーはいつでもどこにでも降っています。でも、それを受け取るか、受け取れないかは、自分次第なのです。どこに向かって走っていったらいいのかわからない、ボディの部品が傷んでいることも知らないままで、走り始めるのは事故のもと。もちろん走り出してから、部品の状態がわかることも、時としてありますが、ボディやハンドルの具合がわかっていれば安心して走り出すことができます。

そして、ガソリンが必要になるわけです。神社参拝というカタチで、ガソリンスタンドで供給する。神社は、効率よく（と言ったらヘンですが）エネルギーを受け取れる場所なのです。

神社について、私は、まず自分が住んでいる場所、土地の神社に行くことが大事だと思っています。地元でガソリンを入れてから走り出す感じですね。あなたの家の近くにガソリンスタンドは必ずあるはずです（近所ではなくても、住んでいるエリアの土地神様、氏神様などです。神社がないという土地は、少ないと思います）。遠くにある、有名な大きな神社はよく知っていたり、お正月にお参りに行ったりするのに、地元の神社は知らないという人が結構多いですが、まず地元の神社へ参拝しましょう。そこでエネルギーをチャージしましょう。

神社の背景には、古くからある、さまざまな理由や由来などがあります。それを知ると参拝もより楽しくなりますよ。

第2章 足裏からの伝言

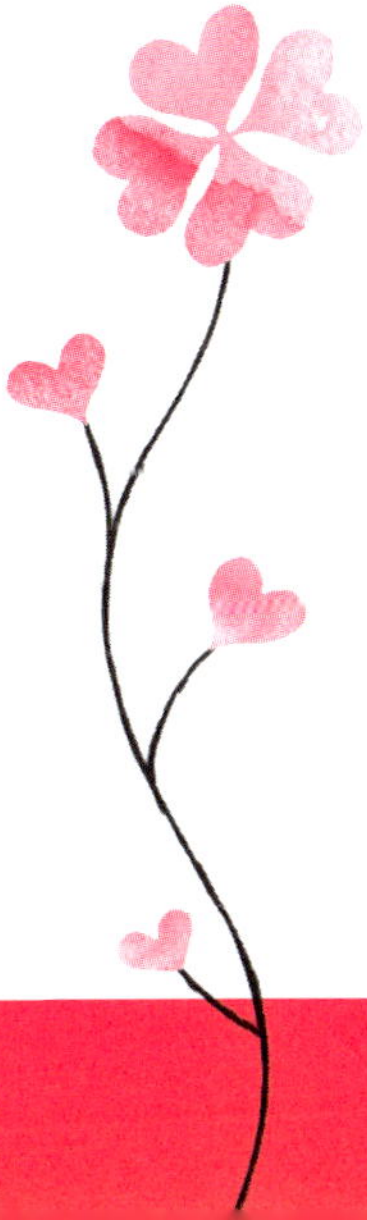

もみ方がわかったら、さっそく触ってみましょう。
足裏を一通り触れて、あなたの中にある
迷宮を探検しましょう。
反射区（ゾーン）が教えてくれる、
あなたの心の奥のこと、身体の症状のこと。

腎臓

完璧さと慎重さを求められる働き

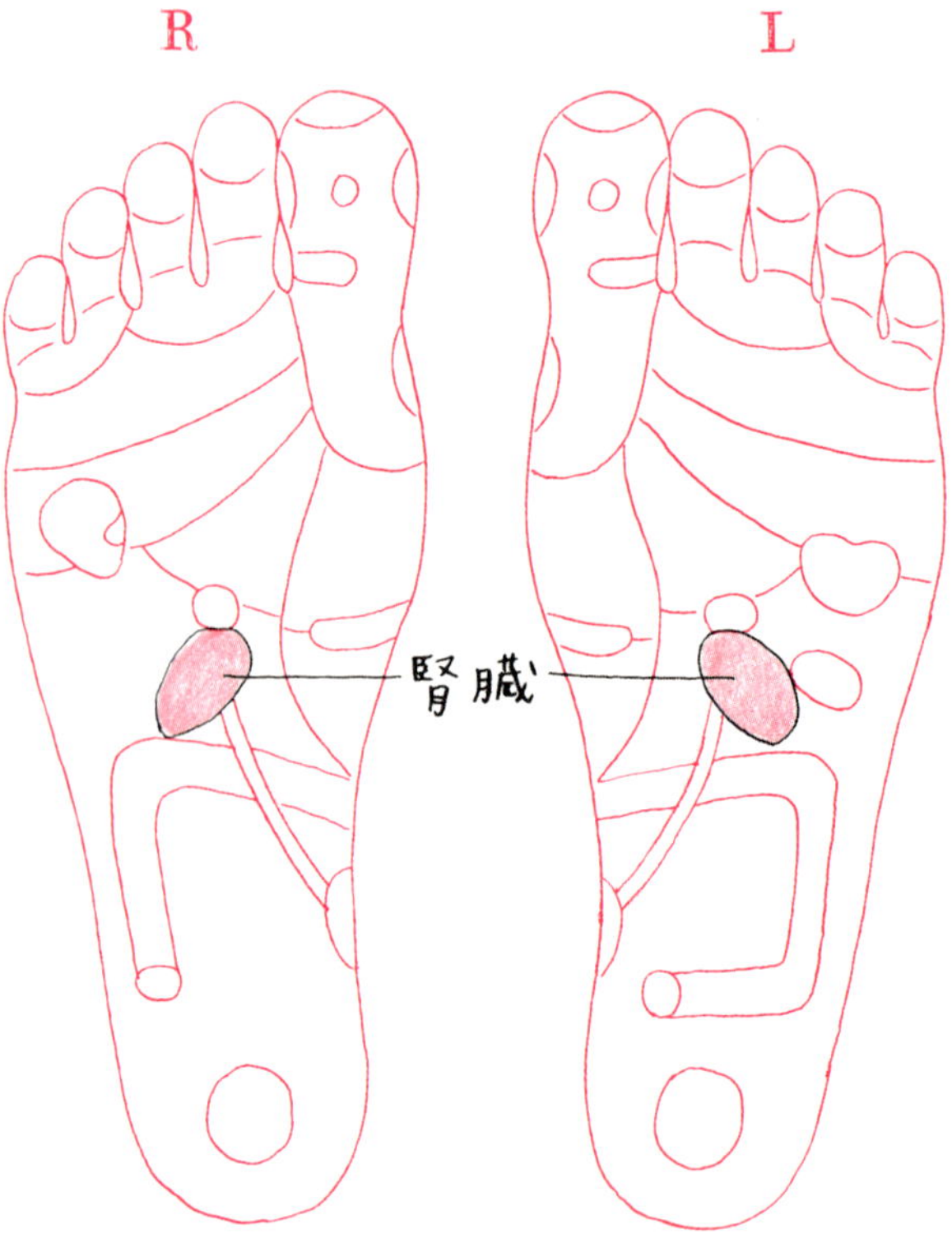

土踏まずよりやや上、足裏の中心のあたり。

足のもみ方

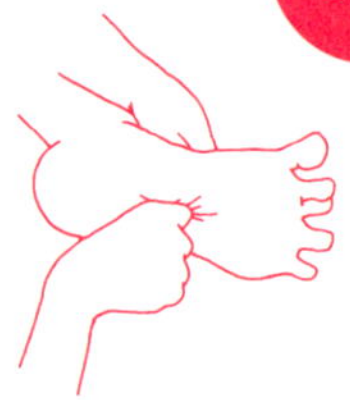

手を握り、曲げた第二指（人さし指）を腎臓の反射区に当て、指の根元に近い関節でまっすぐ押す。
※圧を加えやすいほうの手の指を使う。

腎臓の機能と働き

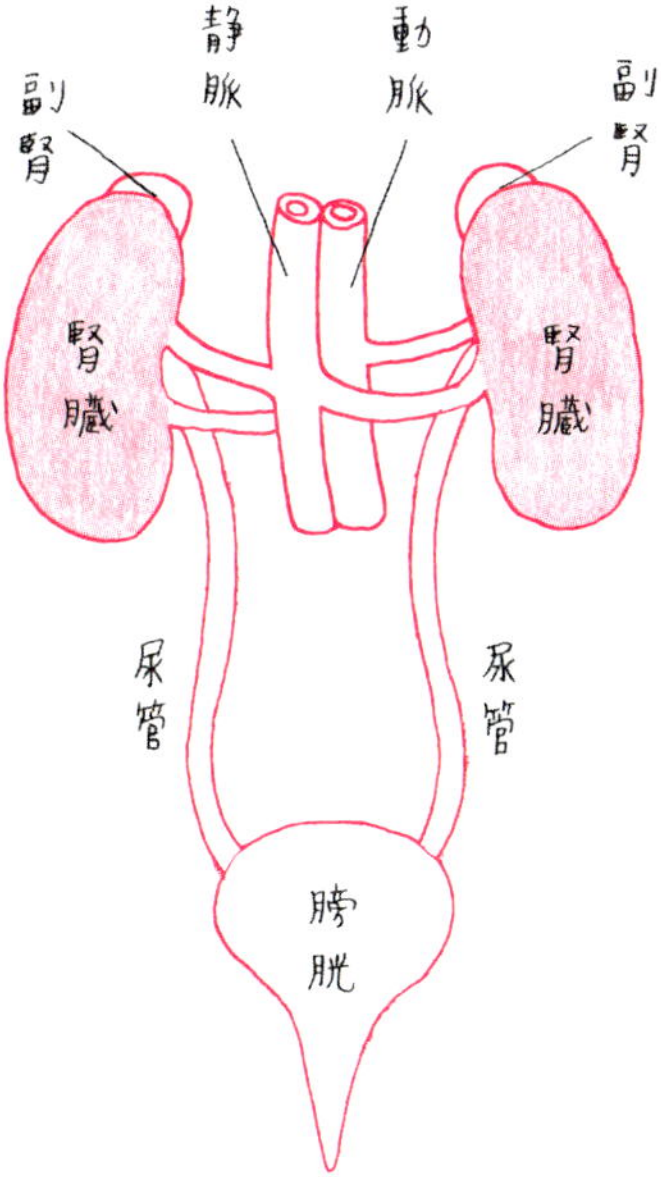

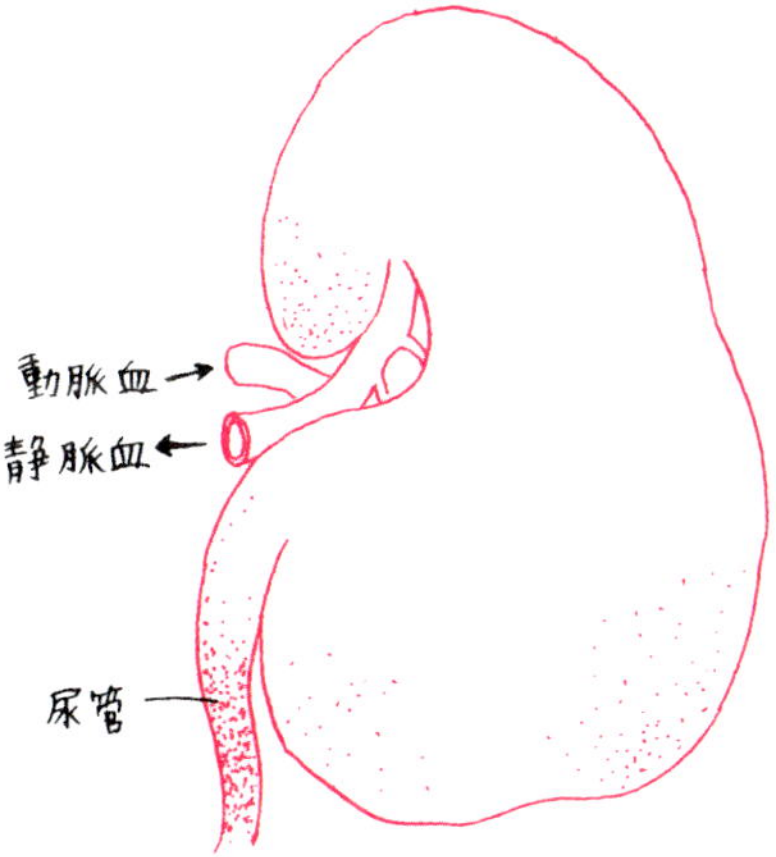

腎臓はお腹部分、やや背中寄りに、背骨をはさんで左右一対ある。心臓から送られてくる血液から、余分な塩分や老廃物を濾し取る働きをする。

背骨を真ん中に左右に1つずつあり、1つ約150gといわれる。背中部分、腰よりやや上あたりにある。泌尿器官とは腎臓、尿管、膀胱の3つの臓器を指し、血液中の老廃物を濾《こ》し取り、それを尿にして身体の外に出す役割がある。

腎臓は、心臓から送られてきた血液から余分な塩分や老廃物を濾し、尿をつくる。また血液中の酸性物質やアルカリ性物質も取り除き、血液のpHを保つように調整する。

血液は腎臓できれいになり、腎静脈から大静脈を通って心臓に戻る。それから全身に巡る。血液は毎分1〜1.5ℓの量が腎臓を通過しているといわれる。腎臓の働きが悪いと、血液中に塩分や老廃物が多くなる。そのため体内の水分組織が異常を起こし、各臓器が正常に働かないということが起こる。

仕分け作業部門だからこそ、完璧主義で几帳面

腎臓は、心臓から送られてきた血液を使えるものと不要のものとに分け、不要なものを尿にして、尿管に送り出す臓器です。この働きはまるで仕分け作業。私はこのことから、腎臓には仕分け作業において失敗が許されない、慎重さや完璧さが求められているようにイメージします。会社組織でいうとリストラ部門の部署ですね。

このため腎臓の反射区に反応が出る人の多くは、完璧主義であったり、几帳面、慎重であることが多いです。几帳面な人ほど、腎臓に影響を受けやすいともいえます。完璧を目指すあまり、人一倍努力をし、自分の正しさを納得したがっている。ゆえに、不完全であることを受け入れがたいようです。完璧じゃない自分、完全ではないことを責める傾向もあります。

腎臓の反射区に反応が出るときこそ、ありのままを受け入れることが大事だと思います。世の中は、どうしようもないことが起こるものです。完璧な人生、パーフェクトな人などあり得ません。人は自分の短所・長所についでは思い当たっても、自分の不完全さには気づきにくいものです。ですから、起こった出来事をよい悪いで判断するのではなく、不完全さを知って、ありのまま受け入れることが大切になってくるのです。心持ちをそのように変えるだけで、腎臓の緊張は少なくなると思います。

腎臓は本来の働きを取り戻し、きれいな血液が体内を巡るようになり、血液が健やかに流れるようになると、冷え性なども改善の方向に向くと思います。

ただし、腎臓は常に働いている臓器、血液が集まっている場所なので、どんな人でも触ってみると痛がる場合が多いです。痛いから、完璧主義者というものでもありません。何か反応があったら、まずは自分の物事の捉え方や考え方の癖などに思いを巡らせてみましょう。

カンタン改善法

〈呼吸法　その1〉口から吸って、口から吐く

仰向け、あるいはあぐらをかいた姿勢で身体をリラックスさせます。
息を口から吸って、口から吐き出します。
この呼吸の方法を繰り返し行いましょう。
しんぼう強く繰り返していると、
アクビやゲップ、涙が出てきます。
途中で苦しくなってしまうこともありますが、
ポロポロと涙が出ても、続けましょう。
そのうちスッキリしてきて、
あるがままを受け入れてみようという
気になります。

✻ゾーンセラピーでは呼吸法をとても大切にしています。それは、人体が命—炎・火、感情—水、呼吸—風というエレメンツで構成されると考えるからです。ロウソクの炎やたき火を見ていると落ち着いたり、逆に高ぶったりすることがあります。これは血液が巡ることで血流がよくなり、全身に熱が行き渡るからです。命と火は波長が合うのです。水は感情と合います。せせらぎは穏やかさ、激流や滝はワクワク感などの人の感情につながります。そして風は人間の呼吸であり、火と水は風の影響を受けます。自分の今の状態を改善するために、呼吸法をオススメします（他の呼吸法は、P31とP51、P81、P105に掲載）。

尿管と膀胱

排尿のしくみが表す将来への不安

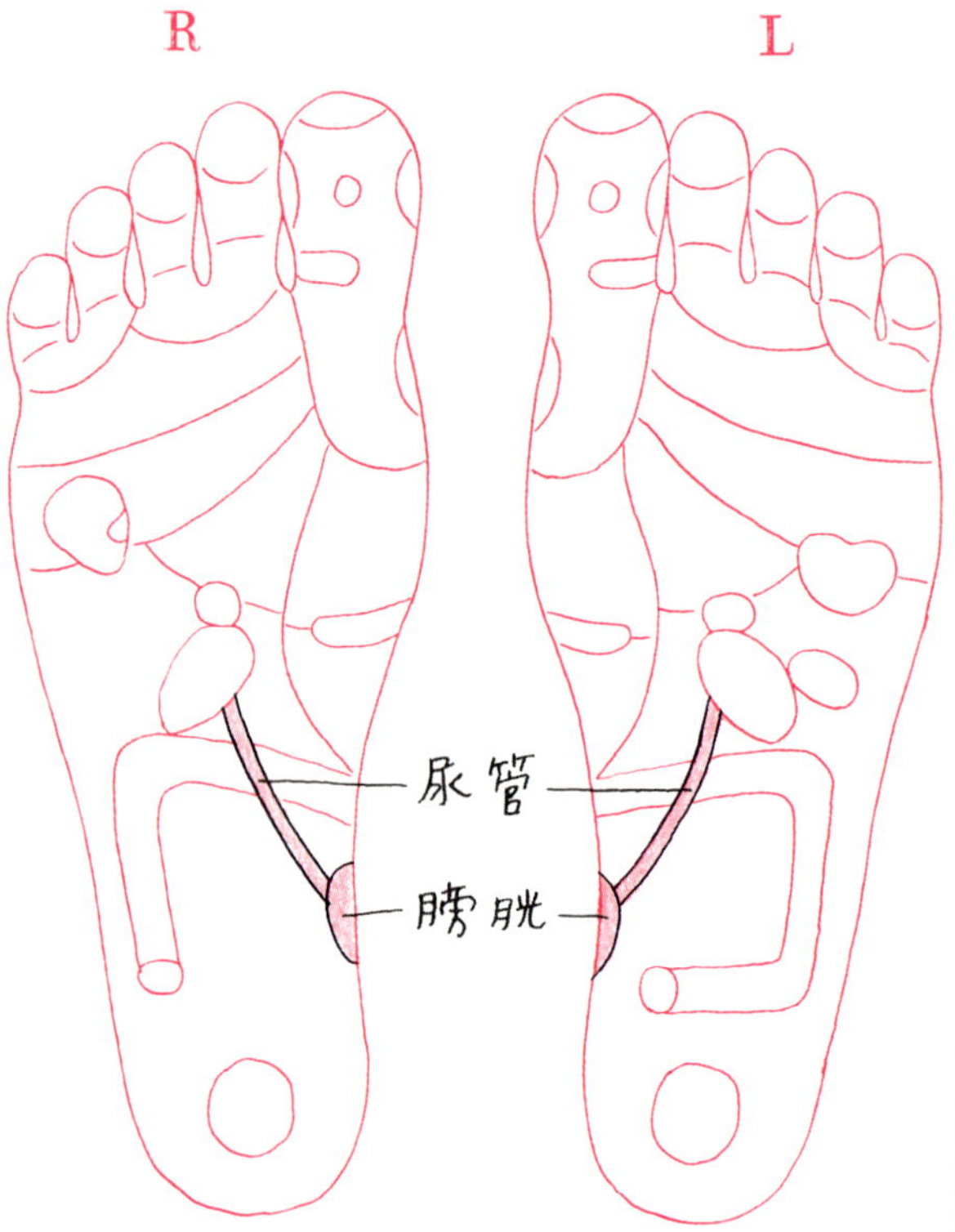

尿管は腎臓と膀胱をつなぐ斜めのライン。
膀胱の反射区は足の第一趾（親指）側、
土踏まずの下、やや膨らんだ部分。

足のもみ方

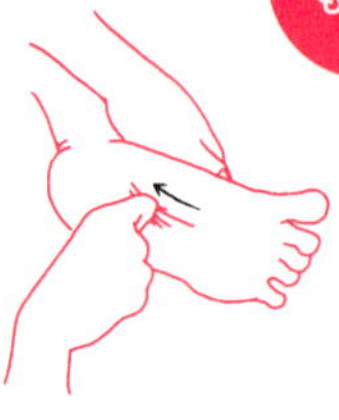

腎臓の反射区を押した圧のまま、尿管のラインに沿って第二指をなぞるように押し進める。膀胱部分で指を止めて、強く押す。

尿管と膀胱の機能と働き

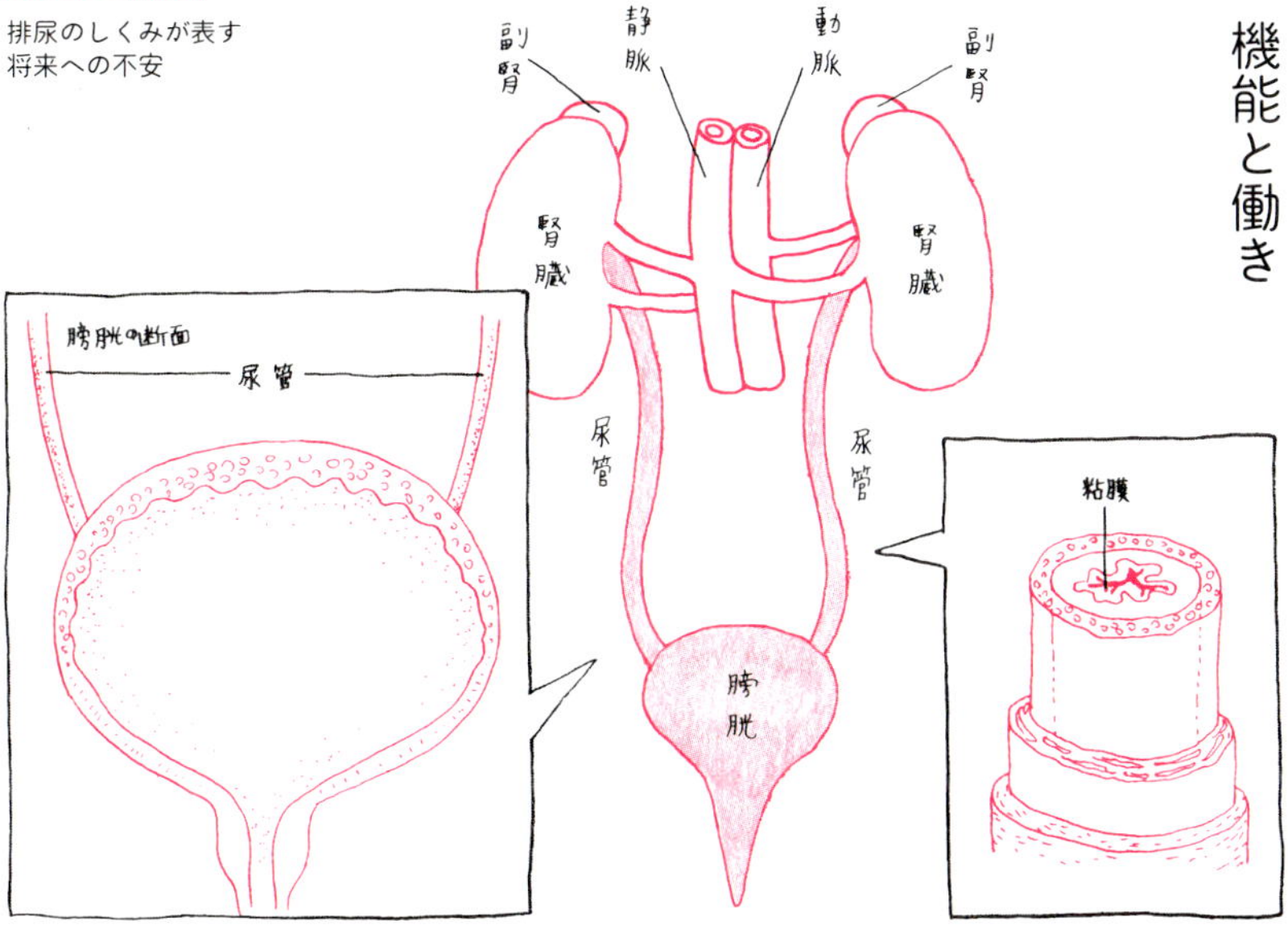

膀胱は筋肉でできた袋状の器官。尿が溜まると後ろ、上のほうに向かって膨らむ。

3層からなる尿管の中膜が収縮して尿が膀胱へいく。

腎臓でつくられた尿が膀胱へ送られる通り道である尿管は、成人の場合、長さが約28～30㎝、口径が4～7㎜と細い管になっている。尿管の壁は3層からなり、中膜の収縮で、尿が1滴ずつ内側の粘膜を通って膀胱へ流れ落ちる。

そのしたたり落ちる間隔は5秒に1回といわれている。内側は弾力性のある粘膜で、尿に含まれる酸から尿道を守る働きもある。

したたり落ちてくる尿を溜めておくのが、膀胱。膀胱は筋肉でできており、伸縮自在な袋状になっている。下腹部恥骨のすぐ後ろにあり、尿の量によって筋肉の壁が伸縮してサイズを変える。容量は約500㏄ある。溜まった尿が約300㏄になると尿意を催し、尿道から尿を出す。空のときは小さく、尿が溜まってくると、上方、後ろのほうに向かって膨らむ。

今日という日をポジティブに過ごす

私はこれまで足裏を触らせていただいた経験から、尿管や膀胱の反射区に何らかの反応が出る人は、尿管結石や膀胱炎であることが多いと気づきました。私の経験に基づいての話ですが、こうした疾患を持っている人に話を聞き、また尿管の5秒に1回というタイミングでしたたり落ちるという働きを思うと、タイミングがじょうずに計れずに望まない方向に進み、それを悩んでいるように思います。会社を辞めるタイミングが悪く、先につながっていかない。結婚しそうな相手がいながらも、結婚のタイミングを失っているというようなケースです。

膀胱炎や頻尿になるのは女性が多いといわれますが、膀胱の働きを考えると思い当たることがあります。尿をじょうずに出せないというのは、出した先がどうなるかわからないという思い、出すことへの不安が読み取れるからです。例えば将来への不安。お客さんに、会社勤務の女性がいました。彼女は現状に不満はないけれど、将来に対して漠然とした不安を持っているようでした。焦る気持ちから資格取得にハマり、でも途中であきらめるということの繰り返し。「このままじゃいけない」という思いが強い。今、自分がやりたいこと、やるべきことが見えておらず、先の不安ばかりを気にするのが傍から見ていてもわかりました。そういう彼女に、今目の前のことに集中してみてとアドバイスをしました。

大切なのは「今」。同じことを繰り返しているように感じていても、今日という日は今日だけですから、ポジティブな気持ちで過ごすように心がけましょう。すると、未来はこれからのことだからどうにでもなるといった気合や、不安を乗り切るパワーが出てきます。何かの目的のためではなく、ただ人生を楽しんでください。次ページで紹介している呼吸法もオススメします。

カンタン改善法

〈呼吸法 その2〉嬉しい&楽しい呼吸

息を吸うときは、
「嬉しい、嬉しい」と思いながら、
息を吐くときは、
「楽しい、楽しい」と思いながら、
鼻で呼吸をしてみましょう。
すると、何だか本当に
何となく嬉しくなったり、
楽しくなってきます。
この感覚を大事にしてください。
この感じが身につくと、
実際に嬉しいこと、楽しいことが
起きるようになってきます。
きっと、嬉しいこと、楽しいことを、
敏感に感じられるようになるからだと思います。

胃

他人の目を気にする気遣いさん

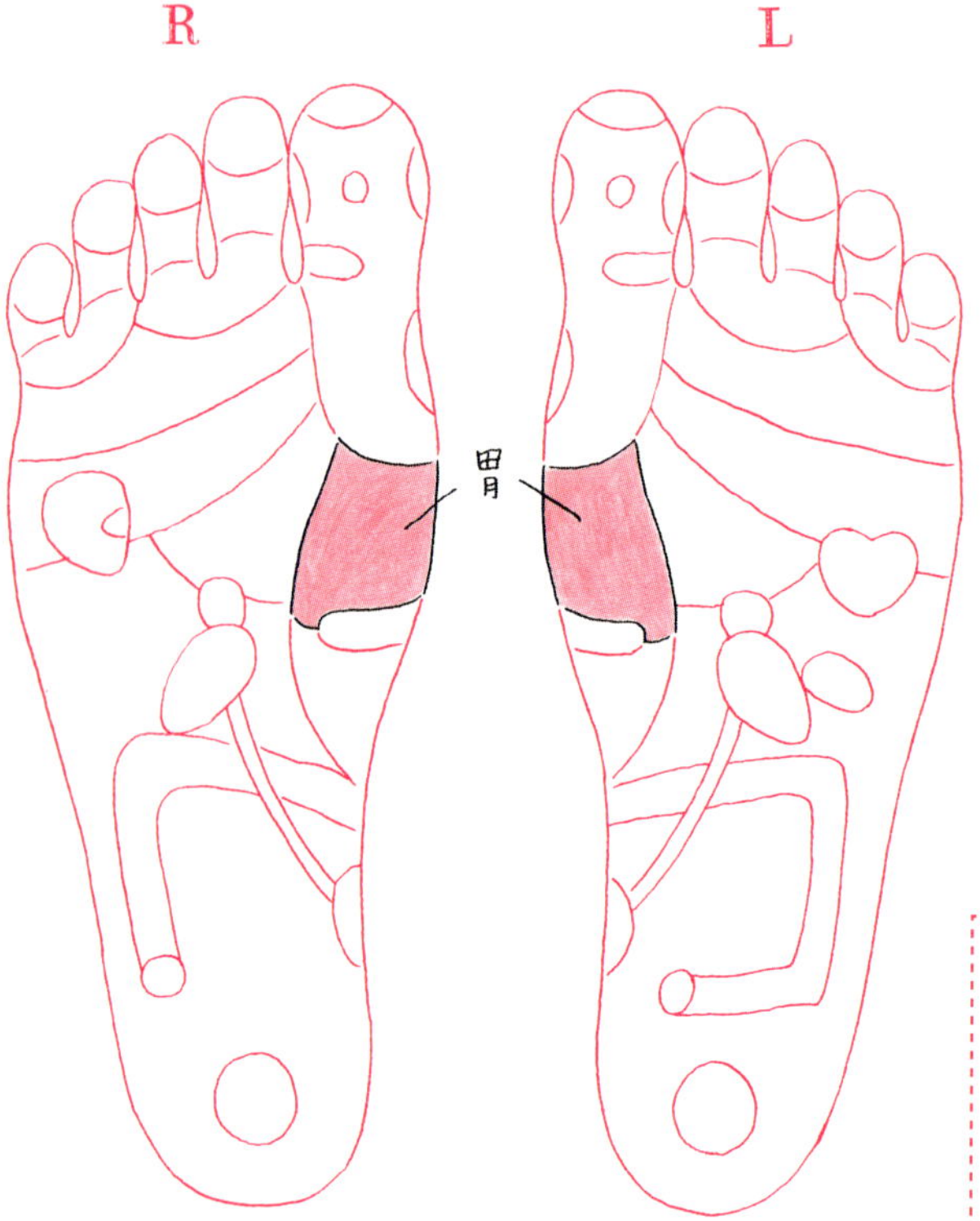

土踏まずの中、第一趾の下方にある骨の下あたりに両足にまたがってある。

足のもみ方

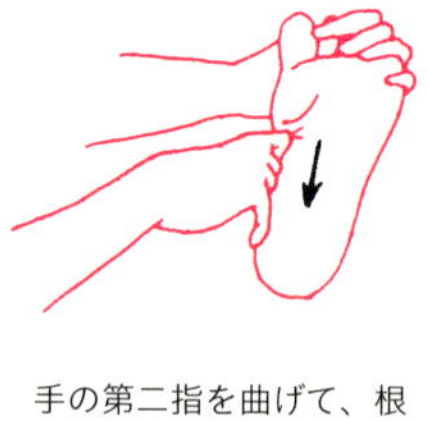

手の第二指を曲げて、根元に近い関節を使って、胃の反射区をまっすぐに押す。

胃の機能と働き

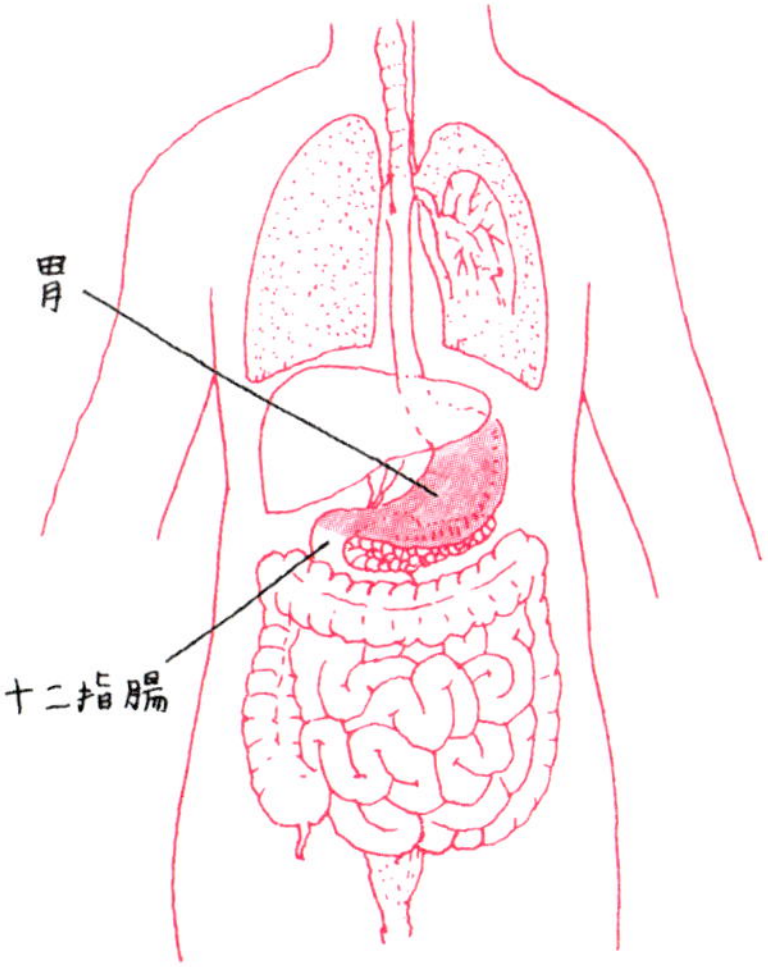

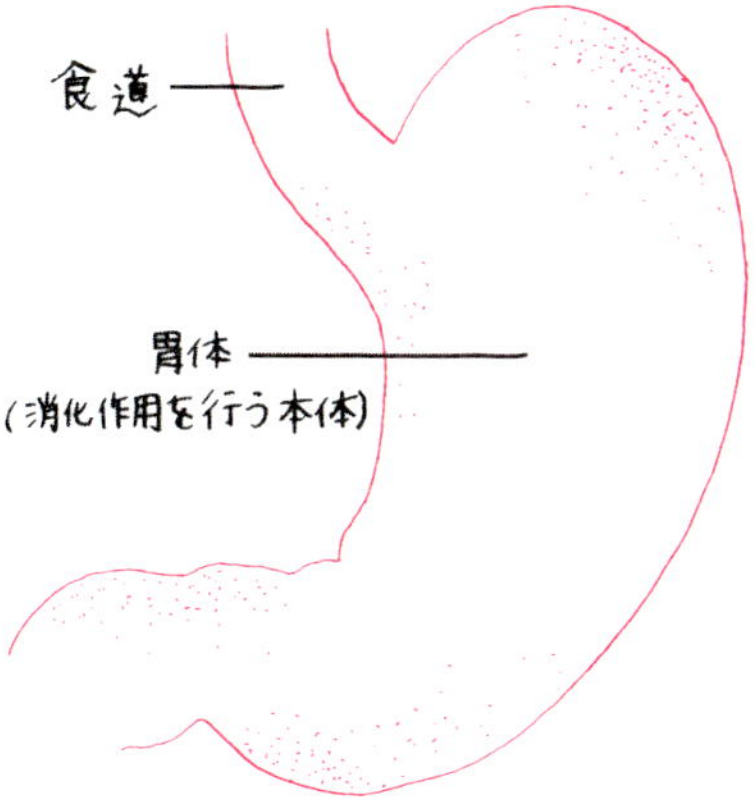

1ℓほどの袋状で筋肉でできている。食道を通ってきた食塊(やわらかいかたまり)は、胃体で強い酸性の消化液と収縮運動によってドロドロの粥状になる。

胃には、口から入って食道を通ってきた食塊（やわらかいかたまりのこと）を、十二指腸や小腸で本格的に消化させるために、筋肉の動きでかきまぜる役割がある。胃体で強い酸（胃液）と食塊が混じり合い、タンパク質が分解、消化される。タンパク質は、身体の組織をつくるのにとても大事な栄養素の一つ。

胃は3つの筋肉でできており、蠕動《ぜんどう》運動（波のように動く収縮運動）が行われ、食べたものが撹拌《かくはん》される。その後ドロドロした粥状の液体になって、少しずつ十二指腸に送り込まれることになる。食塊の胃での滞在時間は、約2時間。

胃液は1日に1～2ℓ分泌され、塩酸を含むため強い酸性である。胃の内側が溶けないのは、胃腺の副細胞が分泌する粘液によって、表面を覆い、守っているため。

気を遣って、痛むなら、まず自分を認めることから

私のゾーンセラピーでは、臓器を働きや役割から人の性格に見立てて、反射区の反応を読み取ります。それが予想を超えて、その人の悩みに該当することが多いです。胃も、性格に例えるとわかりやすいです。

胃には、十二指腸からの消化吸収に備えて、体内に入った食べ物をこなしておく役割があります。この働きは意外に地味で、送り込まれた食べ物をその都度撹拌するだけなので、一見受け身で主体性がないように見えます。これを人の性格に例えると、「自分は本当に役に立っているのか？ 必要な存在なのだろうか？」と悩みがちな感じです。その割には、胃としての自己主張があり、痛くなったり気持ちが悪くなったりします。

必要な存在なのだろうか？と気に病むのは、周囲を気にするからではありませんか？ 自分は自分と思っている場合、あまり自己の必要性を問いかけることはないと思うのです。

胃の反射区に反応が出る人は、胃弱であるケースが多々あります。宴会を盛り上げて、帰ってから家で一人ため息をついていたりするタイプです。ムリに宴会を盛り上げているつもりは本人にはなく、その場では楽しんでいるのだけれど、ふと我に返って「何やっているんだろう？」と思い、胃がキュッとする。気遣いの胃ですね。人の目が気になって気を遣うというのは、周りに自分がどう思われているのか気になるということの現れではないですか。自信がないタイプというか、自分で自分にOKが出せない。

また、こんなに気を遣ってがんばっているのだから認めてほしいという気持ちも混ざっています。実は、そんなにがんばらなくても、周りは気づいているもの。大切なのは、他人の目ではなく、自分が自分をどう見るかなのです。ありのままの自分を認められると、心なしか胃痛が和らぐかもしれません。

カンタン改善法

くるくるスケッチで、自分の望みを明確に

紙と色鉛筆を用意します。
紙に丸（円）を描いて、
自分が叶えたいと思う事柄の色で、
右回りに塗りつぶします。
丸（円）の大きさは、
自分が正確に描けるサイズで描くこと。
きちんときれいに描ける丸（円）が、
今のあなたのエネルギーの大きさです。
丸（円）は何個描いても構いません。

- 現実に物事を実行、実現していく力→黒
- 地に足をつける→茶
- 若々しく→ピンク
- 輝く→黄色
- 調和→緑
- 浄化→青
- 精神と現実社会を結びつける→紫
- 元気になる→赤
- やり遂げる力→だいだい／オレンジ
- 思ったことを始める力→黄緑
- 身体の水分（体液）と現実の身の回りの流れをよくする→水色
- 気づき、ひらめき→藍
- 精神性を高める→白

膵臓

過去を懐かしみ、執着が強い臓器

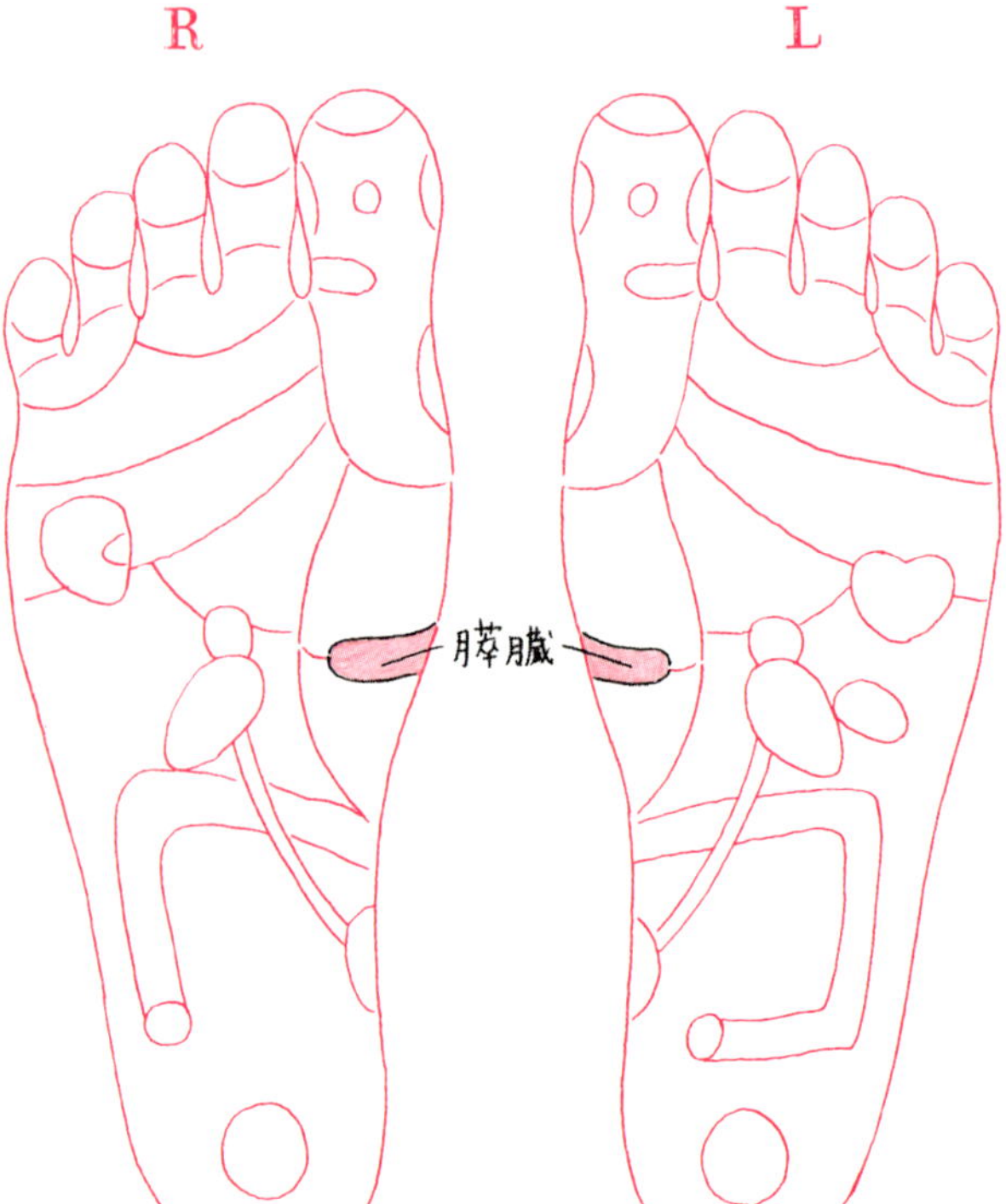

土踏まずの第一趾側。胃の反射区の真下に外側に向かって横に伸びている。両足にまたがってある。

足のもみ方

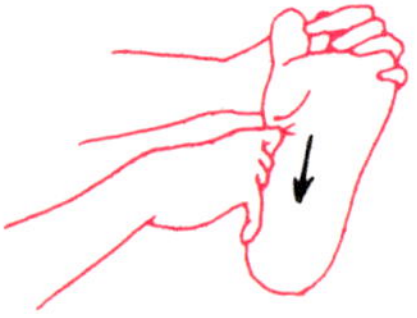

胃の反射区を押した第二指をそのまま膵臓の反射区まで流す。

膵臓の機能と働き

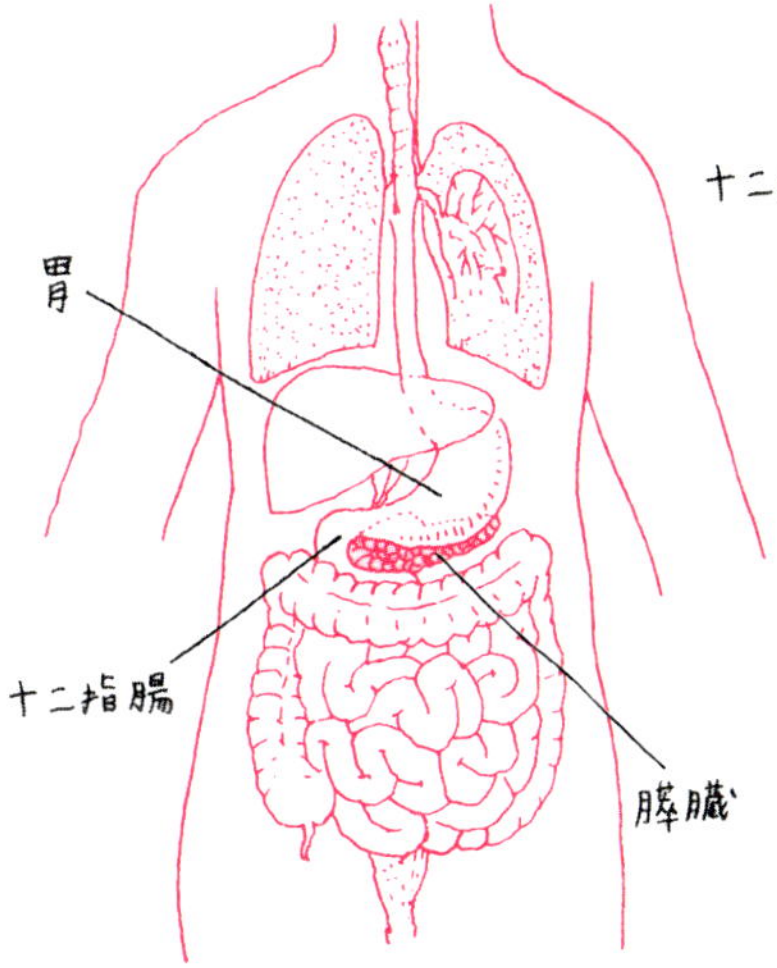

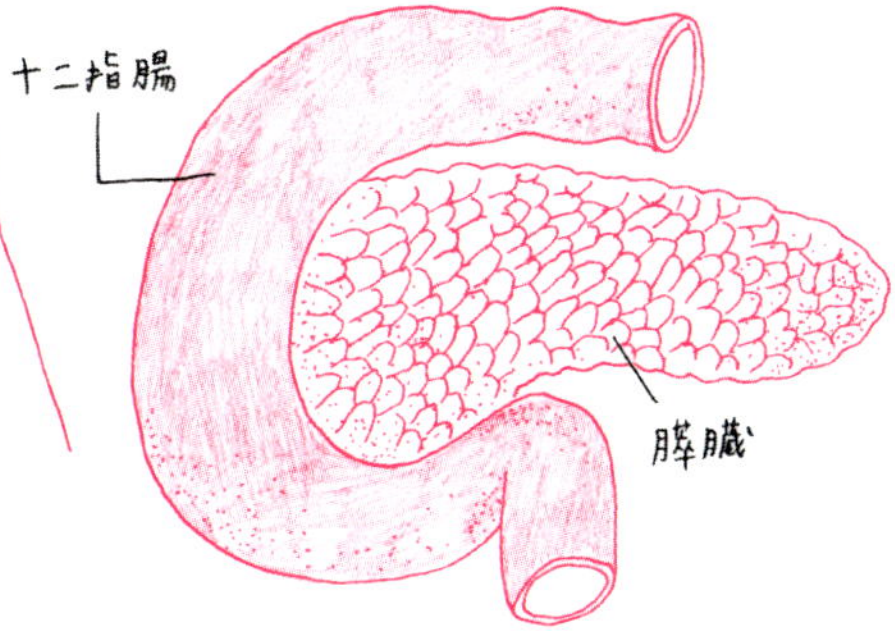

胃と背骨の間に、十二指腸に抱え込まれるように位置している。膵液を外分泌、ホルモンを内分泌する、2つの部分に分かれている。

　重さがたった100gしかない膵臓は、サイズの割には働き者の臓器。胃の後ろ側に位置し、十二指腸がつくるカーブの内側に収まるようにしてある。食塊が胃から十二指腸へ送り出されると、消化酵素を含む消化液である膵液を出し、十二指腸に注ぎ、脂肪やタンパク質、炭水化物を分解する。膵液の量は、1日1ℓにも及ぶ。

　これとは別に、甘いものなどを食べて血糖値が上がれば、下げるためのホルモン、インシュリンを分泌する。また身体を動かし、運動によって血糖値が下がると、今度は上げるためにグルカゴンと呼ばれるホルモンを分泌する。

　膵臓は消化器官でもあり、内分泌系と呼ばれる、ホルモンを分泌する器官ともいえる。

「あの頃はよかった」昔を懐かしむ思いが影響を与える

2つの役割を持つ膵臓ですが、ここで注目したいのは、血糖値のバランスを取るホルモンを分泌する働きです。私の経験から、膵臓の反射区に反応する人は、糖尿病患者者（経験者）が多いです。この病は、血液中のブドウ糖（血糖）の量が多い状態で、さまざまな病気を併発させます。本来なら、血糖は膵臓から分泌されるインシュリンによって範囲は一定に保たれ、肝臓や筋肉にエネルギーとして届けられるのですが、多すぎるとそのまま全身に行き渡ります。原因の一つに、長期間の食生活の乱れがあります。糖尿病患者の多くが、食事や生活に制限があるためか、「あの頃はよかった……」と過去を懐かしんでいるのが特徴的でした。

因果応報という言葉もありますが、人生は過去の結果が今であり、今が原因となって未来をつくります。糖尿病の話ならば、病の原因は、主に生活習慣といわれています。きちんとした食生活を心がけていたら、この病にはかからなかったかもしれないのです。誰のせいでもなく、原因をつくったのは、過去のその人自身です。

またクヨクヨと過去を偲び、思い悩んでいると、膵臓の機能が低下していきます。病によって臓器の機能が低下することもあれば、気に病むから機能が低下することもあると思います。心と身体は、つながっているのですから、心の持ちよう一つで変わることもあります。

過去を常に思い出して、現状に対しては何もしようとはせずに不満ばかり言っているよりも、今、できることに意識を向けて、楽しめば、よりよい結果がついてくるのではないでしょうか。今を大切に生きてほしいです。

カンタン改善法

子どもの頃にやりたかったことを実現する

デコレーションケーキをホールごと食べてみたい。
大きいカップに入ったアイスクリームを抱えて、
独り占めして、直接スプーンを入れて食べたい。
駄菓子とかマンガ全巻とか、
好きなものを思いっきり買いたい。
欲しくても買ってもらえなかった、
シリーズのオモチャがある。
──子どもの頃、できなかったこと、
やってみたかったことがある。
過去に未練や執着がある場合、
子どもの頃にやってみたかったことを、
今こそ、思いきってやってしまいましょう。
1回やれば、意外と気が済んで満足するものです。
すると、自分の中にあるインナーチャイルドが
満たされて、未練や執着がほどけることも。
未来に対して前向きな気持ちになれるはずです。

十二指腸

デリケートで
ストレスに弱い

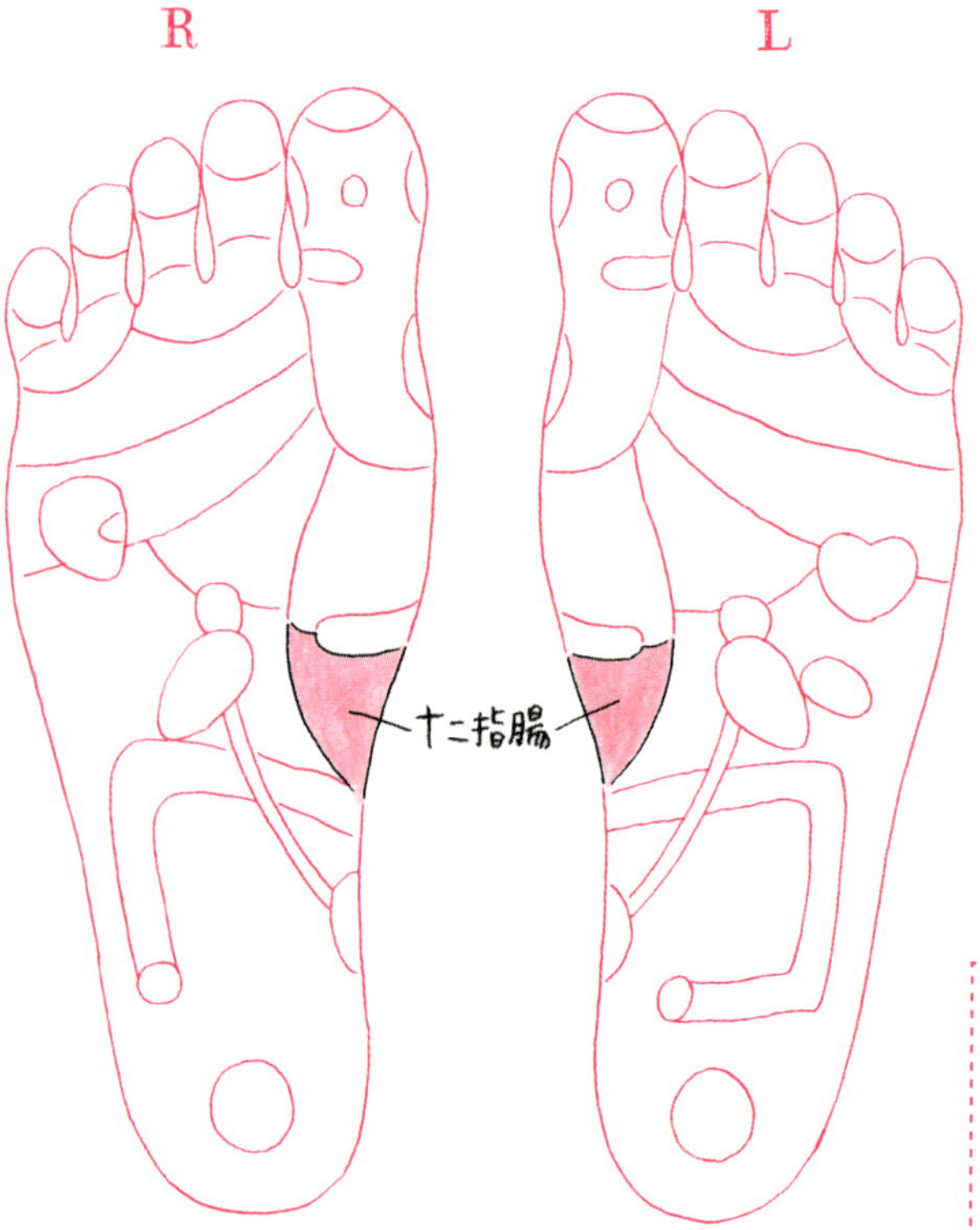

土踏まずの第一趾の下方。胃、膵臓の反射区の下。両足にまたがってある。

足のもみ方

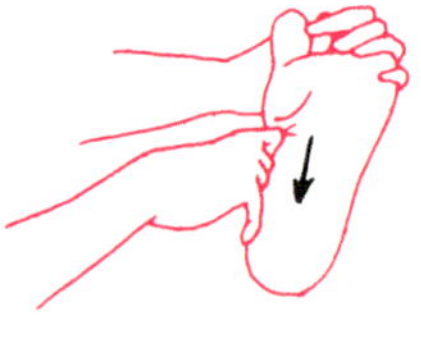

胃の反射区を押した第二指をそのまま十二指腸の位置まで押し進める。

十二指腸

デリケートでストレスに弱い

十二指腸の機能と働き

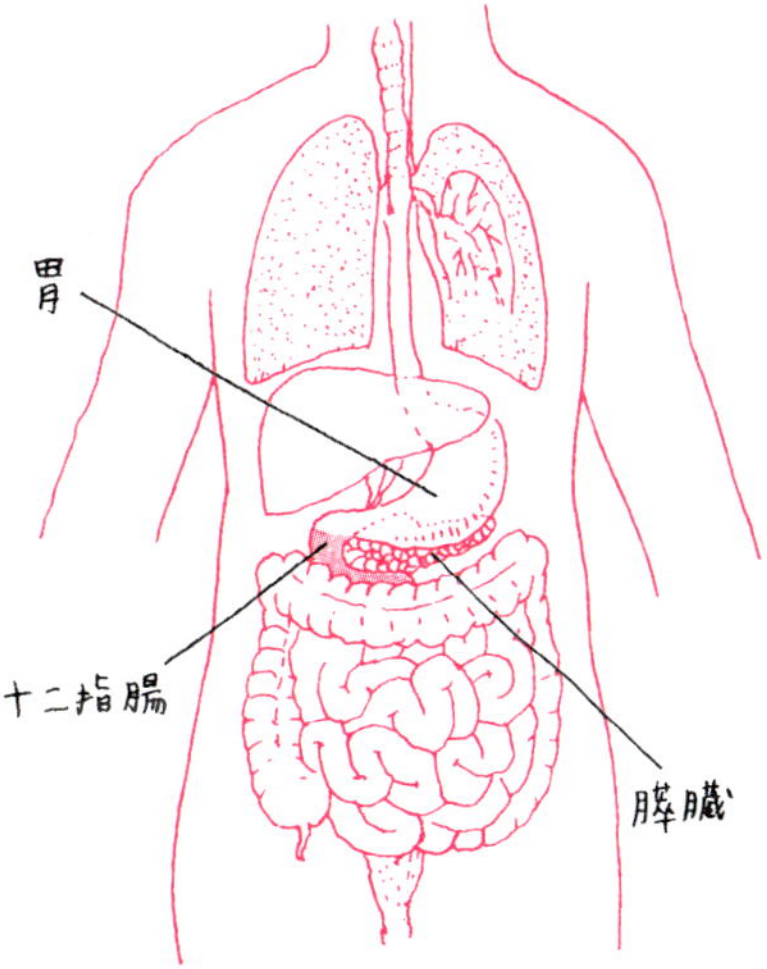

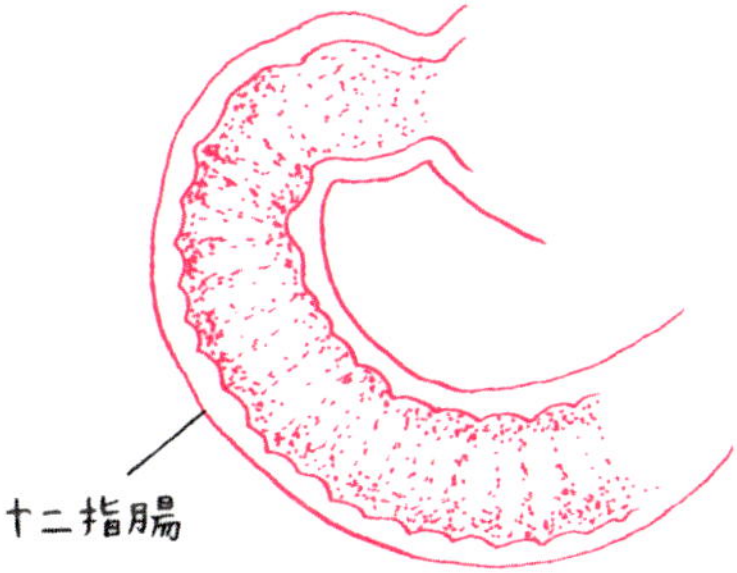

小腸の始まりの部分。胃で攪拌されたものを胆汁や膵液と混ぜ合わせ、さらに吸収しやすい形に変える場所。

十二指腸は小腸の一部であり、胃の出口から始まり短い曲がった管のような形をしている。その長さは、約30㎝。握りこぶし3つ分、つまり指（親指を除く4本）12本分あることに名前を発している。

胃から送り出された消化物のうち、肝臓でつくられた胆汁によって脂肪を分解し、膵臓でつくられた膵液も注がれ、ほとんどの栄養素が十二指腸で分解されることになる。この後に続く臓器である、空腸と回腸（小腸の一部）で、吸収しやすいようにするのが十二指腸の役割だ。

胃の出口とつながっていることから、強い酸性である胃液が入ってきても大丈夫なように、十二指腸では2種類のホルモンが分泌され、弱アルカリ性を保っている。

新たな環境、ちょっとした変化に戸惑う十二指腸

十二指腸は、胃で酸性になった消化物をアルカリ性物質と中和させて、胆汁や膵液などの消化液を加えて、次に送り込まれる小腸で消化吸収しやすい形に変える臓器です。デリケートな臓器なのか、ストレスにとても弱いです。イライラしたりすると、アルカリ性の粘液を出せなくなり、酸性の消化物の影響を受けて十二指腸の粘膜が溶けて十二指腸潰瘍になったりします。ところが、立ち直りも早いのです。

十二指腸の反射区に何かしらの反応が現れる人は、十二指腸に支障があると考えられますが、そういう人は、新たな環境や人間関係に対して自分がちゃんとできるのか、そこで自分は認めてもらえるのだろうかと不安に感じる傾向が見られます。こうしたことは、臓器に支障があるからそういうふうに考えたり、捉えたりするのか、そういう考え方だから臓器特有の症状に結びつくのかはわかりませんが、私の経験から互いに影響し合っていると思います。

本来ある形からよりよい形にするためにある臓器が、十二指腸です。だから何も恐れることはないのです。人生とは必要だからその場所にいて、必要な人に出会うものです。

胃（P32）、膵臓（P36）、そして十二指腸と消化器官前半を見てきました。ものの食べ方や生活環境が与える身体への負担を知った上で、もう一度胃、膵臓、十二指腸の各臓器の足裏の反射区に触れてみましょう。そこには、あなたの現実を伝えるメッセージがあるはず。肉体の負担、痛みがわかり、それを改善することで、自然と精神面も変わっていくことと思います。

カンタン改善法

〈「アリガトウゴザイマス」その1〉

地に足をつける

足の裏に「アリガトウゴザイマス」と
言いながら、歩きましょう。
すると、不思議と、
足の裏が熱く感じられるようになります。
足の裏で踏む大地を、きちんと感じて
意識しながら歩くという行為が、
「地に足をつける」という言葉の通りに、
現実をしっかりしたものに
していってくれます。

✻ゾーンセラピーでは、「アリガトウゴザイマス」という言葉を単なる感謝を表す言葉ではなく、言霊と考えています。この音を響かせるために象形文字の平仮名ではなく、表音文字としてカタカナで書くようにしています。「アリガトウゴザイマス」を使った改善方法がいくつかあります。簡単なので、日常的に取り入れてみることをオススメします（他の「アリガトウゴザイマス」の方法は、P55とP97に載っています）。

大腸（盲腸と肛門）

持ち主の性格が招く腸の調子

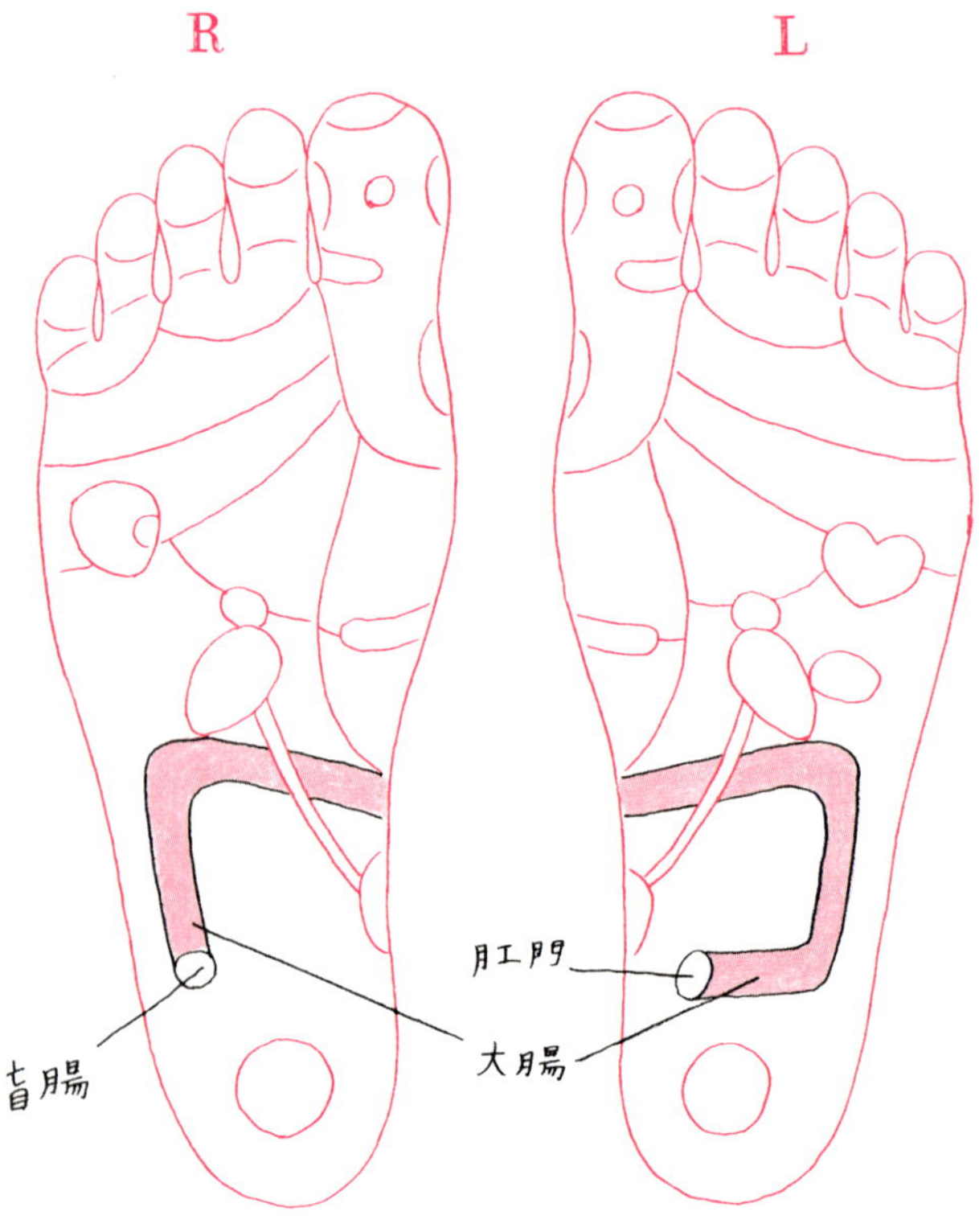

大腸の反射区は、両足にまたがって、土踏まずの中心より下半分を占める。左足は大腸のゾーンラインと肛門まで。右足には同じく大腸と盲腸がある。

足のもみ方

左足の大腸／左足の土踏まずの真ん中より少し下方を、曲げた第二指の根元に近い関節で垂直に押す。そのまま指をコの字を描くように滑らせる。

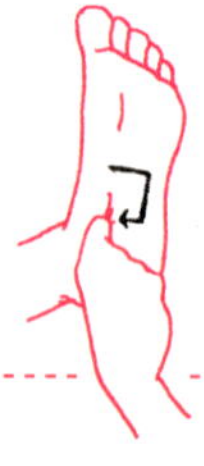

右足の大腸／右足も同様、土踏まずの真ん中より下方から始める。コの字ではなく、逆L字型に、横→下に指を滑らせて盲腸の反射区で止める。

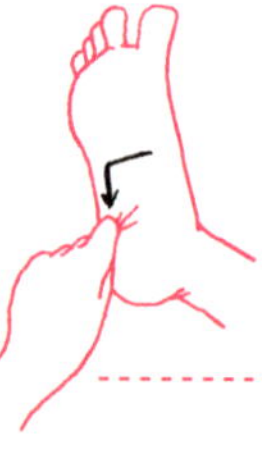

大腸（盲腸と肛門）の機能と働き

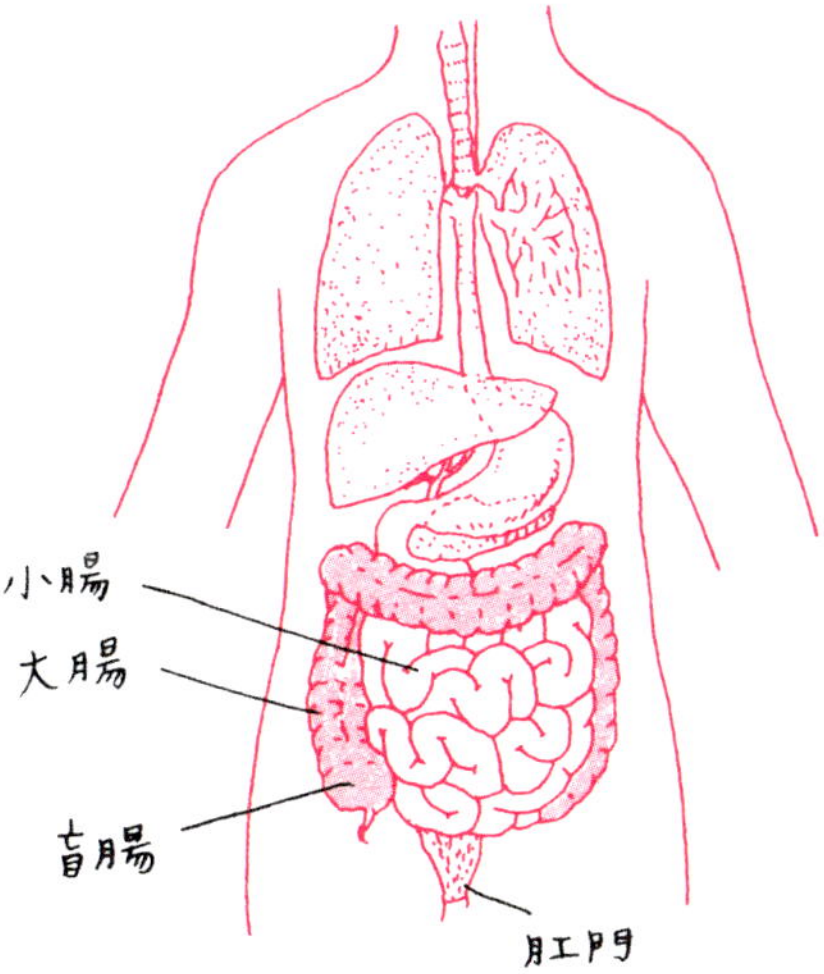

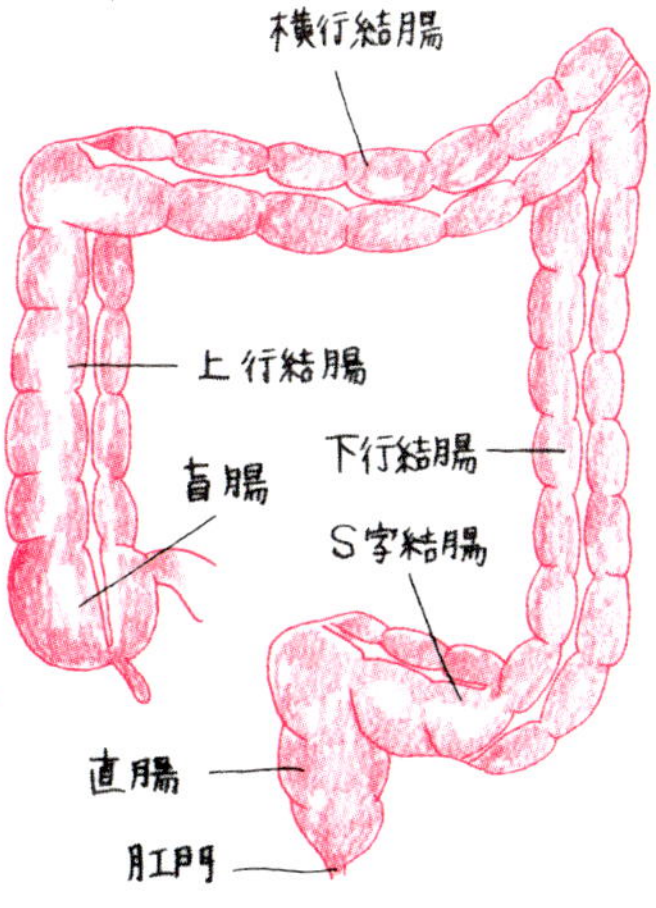

盲腸は小腸とつながっている部分。小腸から送られてきた消化物の残りから水分を吸い取り、固形物をつくる場所が大腸。直腸で固形物を溜めて、肛門から排便。

大腸は盲腸、結腸、直腸の3つの部分からなっており、消化物から水分を吸い取って、固形化して便をつくる場所。その長さは成人で1.5〜1.7ｍといわれている。盲腸ー上行結腸ー横行結腸ー下行結腸ーS状結腸ー直腸という順番で、腹部の外側を取り囲むように位置している。盲腸は小腸との境目にあり、とくに消化について特別な機能はないといわれている。

消化物からの水分吸収は、主に結腸で行われている。ここの調子が悪いと水分吸収が正しく行われないため、下痢になる。大腸では一日500㏄の水分を吸収するといわれている。

また、たくさんの腸内細菌がおり、引き続き消化の一部を担っている。直腸に固形物（便）が溜められると便意を催し、排便するしくみになっている。

こだわりを手放せない、便秘。恐れからの下痢

消化吸収が終わった残りカスに菌を混ぜ、腐敗発酵させて、水分を吸収して、大便という固形物に変化させ、体外に排出する臓器が、大腸です。身体にとって、大腸は老廃物となった大便が外に出るのを待っている場所でもあります。ここでスムーズに出れば問題はありませんが、心に何か未練があったり、こだわりを手放せなかったりすると便秘になる傾向があります。大腸の反射区から読み取れる、精神的作用は、「不必要なこだわりを手放せない」＝便秘。「恐怖心」＝下痢です。

大腸自体には、淡々と役割をこなせる臓器という印象があるので、そこでの機能低下は、大腸の持ち主の精神状態が引き起こしているように思えます。

これまで触らせていただいた方の中では、あまり意味をなさないような、意固地なだけの強いこだわりがある人ほど、大腸の反射区を痛がったりします。聞けば「便秘」と言います。そのこだわりを手放せたら、便秘も治るのではないかしら？と思うほどです。

また、こだわればこだわるほど、それ以外のことに対して恐れを持ってしまうものです。手放せないのは怖いから。これがなかったらどうしよう？という不安。つまり、便秘もピークを超すと下痢になります。

便秘や下痢など大腸に不調がある人には、結果を恐れず、あきらめず、そして決して力まずに行動することをオススメします。

また、大腸という臓器は腹部で垂れ下がらないように、腸間膜と呼ばれるものにしっかりと固定されています。そのため、背骨の歪みや骨盤のズレなどによって、大腸の位置が歪むことで働きが悪くなることもあります。その場合でも反射区に反応が出るので、腸そのものの問題なのか、腸の周りの影響なのか、見極めることが必要になってきます。

カンタン改善法

客観的に自分の人生を眺めてみる

芝居、映画などへ足を運んで観てみましょう。
もちろんＤＶＤでも構いません。
自分とは異なる人生が物語として、
繰り広げられているのを観ることで、
「こんな生き方もあるんだ」
「こういう恋愛もあるんだ」
と、自分以外の他を知ることになります。
それが自分を客観視するきっかけになるのです。
自分の人生も、自分が主役の映画のようなもの。
一人ひとりが自分の脚本を持って生まれてきます。
自分の人生の主役は自分自身です。
ただし小説などを読むということとは、違います。
主人公に感情移入をし、
物語世界に没頭して浸りきってしまうのではなく、
あくまでも冷静に客観的に観ることが大切。
自分の人生を客観的に観る訓練をしましょう。

小腸

淡々と、役割をまっとうする臓器

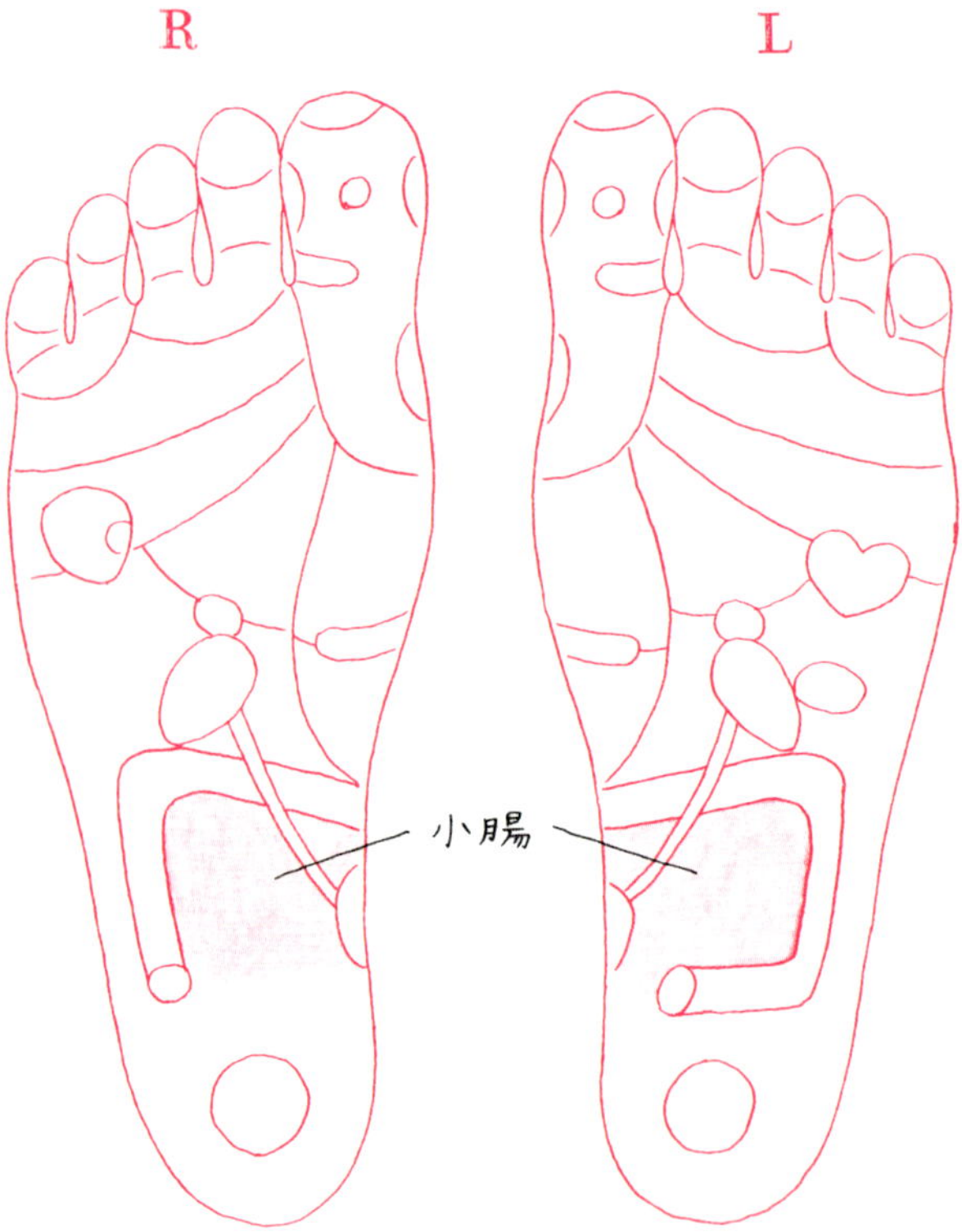

土踏まずの中、大腸の反射区ラインの内側。足の甲を内側に折り曲げたときにできる、肉じわのあたり。

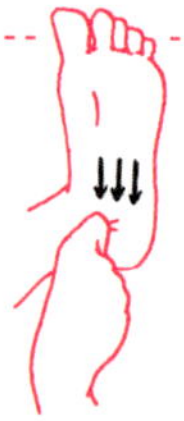

足のもみ方

大腸の反射区を刺激した後、大腸のラインに囲まれた内側を上から下に向かって、手の第二指を押し滑らせていく。イラストにある３本線は２〜３回繰り返すという意味。

小腸

淡々と、役割をまっとうする臓器

小腸の機能と働き

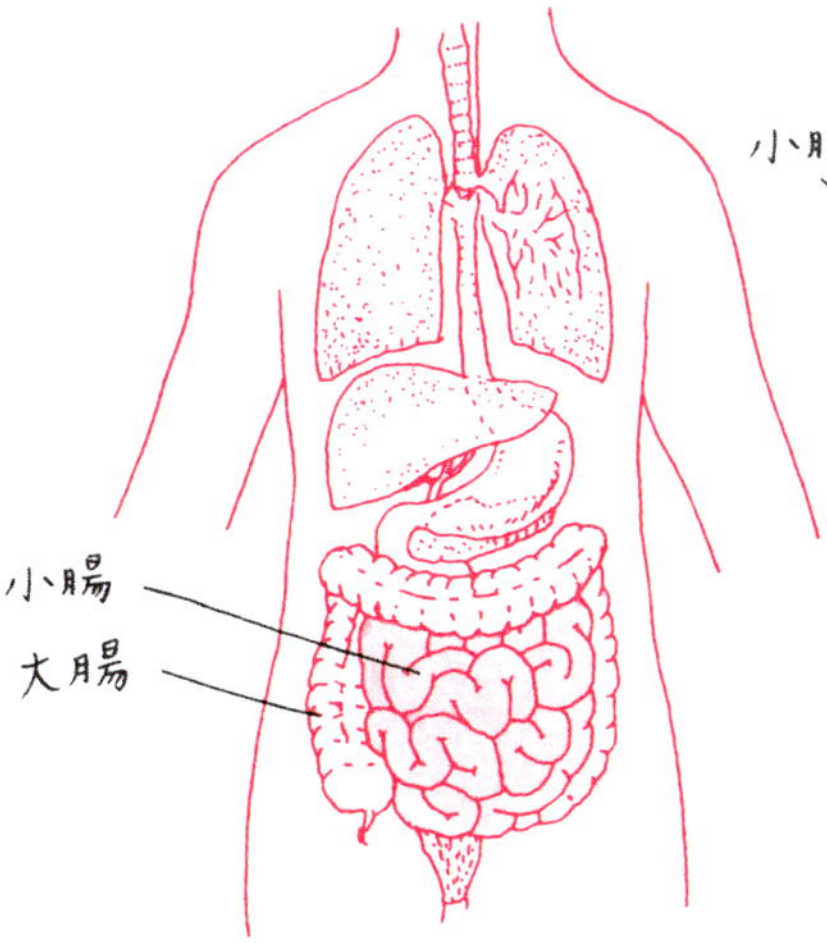

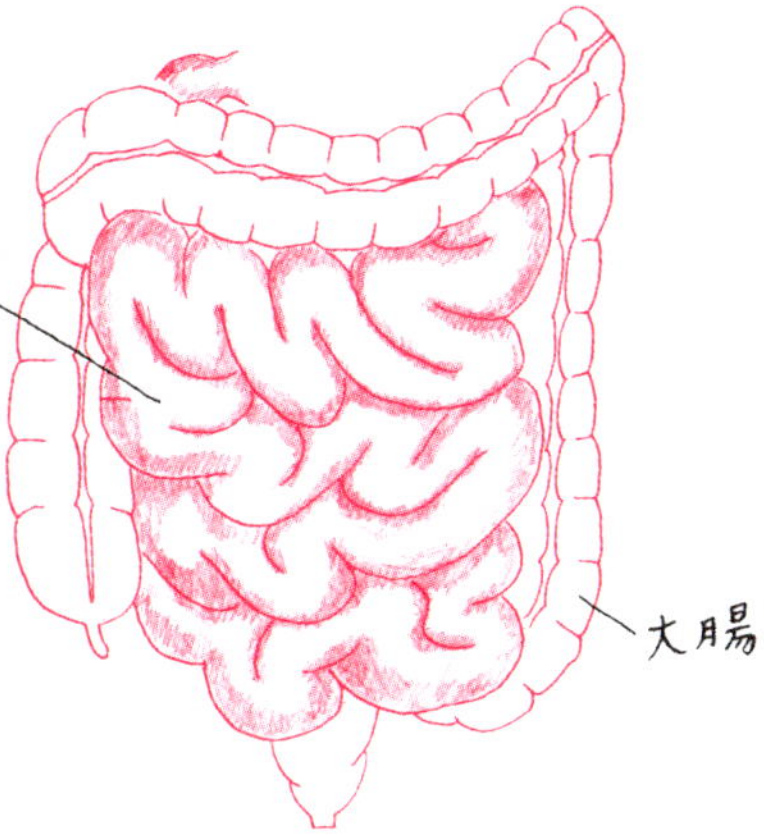

消化活動も行われるが、栄養吸収が主な働き。小腸の内側は多数のヒダと絨毛で覆われ、その上皮部分で栄養が吸収され、毛細血管を通って肝臓に運ばれる。

長さが約6ｍもある小腸は、細い管になっており、腹部の真ん中あたりに折り畳まれるようにして収まっている。十二指腸、空腸、回腸の3つの部分からなるが、「小腸」を指す場合、一般的に十二指腸は含まない。

小腸の役割は主に吸収だが、消化活動も行われる。大腸と同じように小腸でも蠕動運動が行われ、消化物は消化液と混じり合い、こなされる。直径4㎝の管の内部は、ヒダと絨毛で覆われており、絨毛を覆う吸収上皮によって栄養が取り込まれ、毛細血管とリンパ管を通って、肝臓に運ばれる。リンパ管は主に脂肪分を運ぶ。

消化物が小腸を通過する時間は、食べたものの種類や個人差にもよるが、約3〜5時間といわれている。

小腸を見習って生きるべし 青竹踏みが気持ちいい理由

小腸は、人が生きていくために必要な栄養素を吸収していますが、エネルギーとして実際に使えるような栄養いっぱいの血液にするためには、他の臓器の働きも必要です。そのためか小腸には「ただ栄養を吸収しよう！」という印象があります。淡々と、十二指腸から送られてきた消化物の栄養と水分を吸収し、残りを大腸へ送る。がんばるわけでも、先を心配するわけでもなく、前を後悔することもなく。この働きから、私は、人は小腸を見習って生きたらいいと思うほどです。今目の前にあることに全力を注ぎ、行うという姿勢は、その人の人生において、よりよい未来につながるような気がします。下手な考え、休むに似たりというか。

そのためか、小腸の反射区に反応が出る人というのは、これまでの経験から、さほど多くありません。小腸の疾患、病というのも、あまり聞きません。どちらかというと、小腸そのものに支障があるというよりも、他の臓器の働きに異常が起こり、連動して小腸の調子も悪くなるという感じでしょうか。

土踏まずの中にある反射区というのも、小腸の感じをよく表していると思います。食後でもない限り、青竹踏みなどをやってみるとわかりますが、土踏まずに刺激を与えるのは気持ちがいいものです。

さて、P32の胃からここまで消化器官の反射区への刺激をまとめてきました。食べものの消化の流れでいうと、小腸→大腸なのですが、ゾーンセラピーでは、大腸を刺激してから小腸の刺激へ移行します。これは、身体の不要物をまず外に出してから（排便）、体内をきれいにしてから、栄養をちゃんと吸収できるようにするのが効果的と考えるからです。大腸と小腸は、消化吸収の臓器として、基礎代謝を上げるためにも重要なゾーンです。しっかり刺激しましょう。

カンタン改善法

〈呼吸法　その3〉

鼻呼吸

横になって仰向けでも、
あぐらをかいてもいいので、
ラクな姿勢を取ります。
息を鼻から吸って、鼻から吐き出します。
数回繰り返しながら、
右の鼻がつまっていると感じた場合は、
主に肉体の疲れ。
左の鼻がつまっていると感じた場合は、
精神的な疲労と見ます。
両穴でスムーズに呼吸が
できるようになるまで、
ゆっくり続けましょう。

甲状腺と副甲状腺

ホルモン生産工場と貯蔵庫

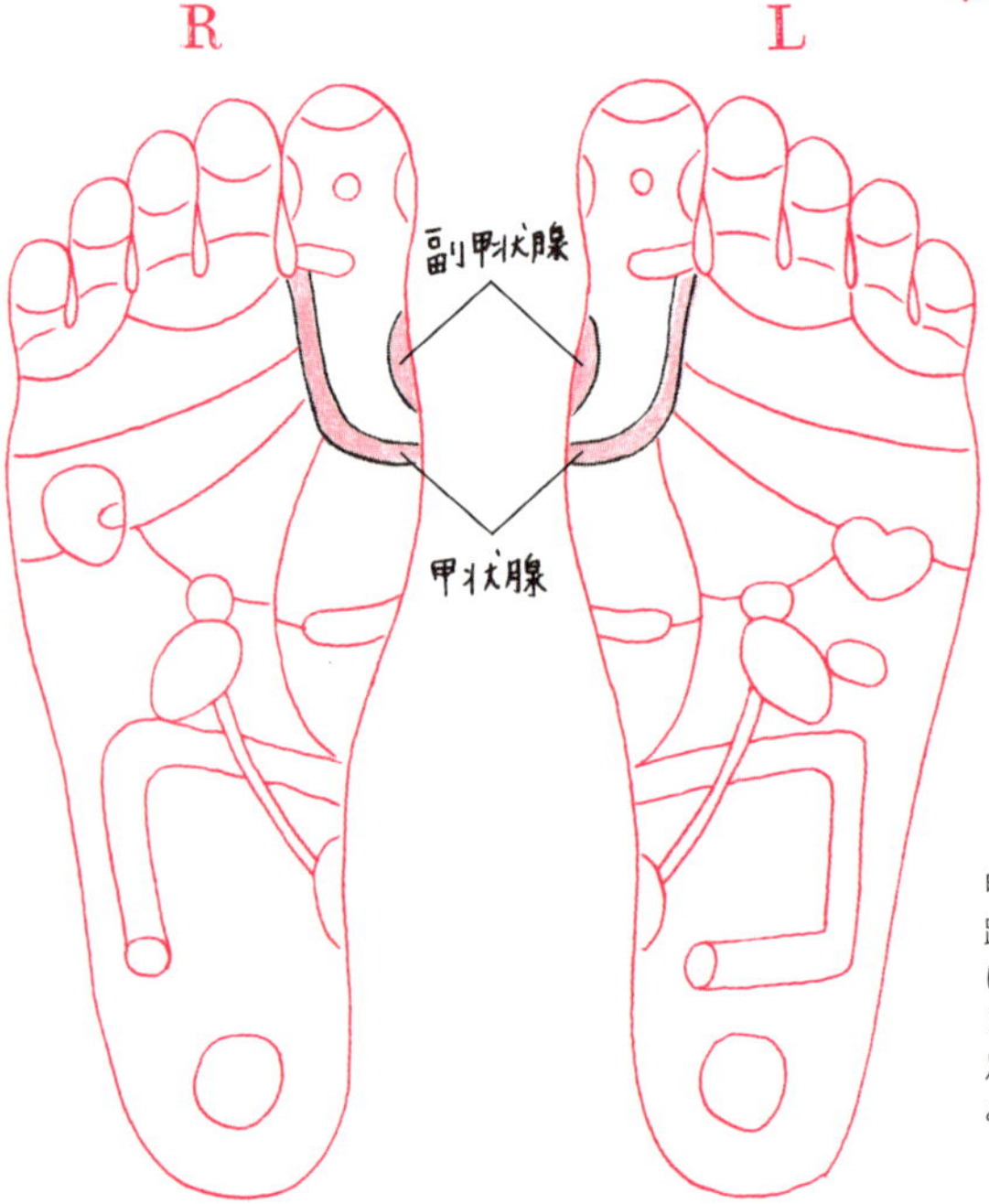

甲状腺の反射区は、第一趾の付け根から下方、外に曲がるようにあるライン。副甲状腺の反射区は、足の内側、第一趾の膨らみの下。

足のもみ方

甲状腺／手の第二指を足の第一趾と第二趾の間に引っかけ、掌を安定させる。第一指を足裏の外側から弧を描くように滑らせる。このとき下から上へ。

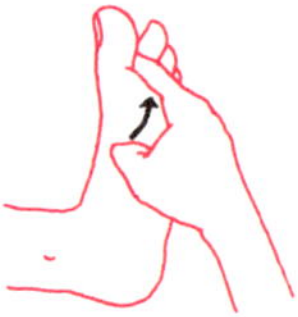

副甲状腺／次に、足裏の少し内側を同じように第一指を使い、押し滑らせる。足裏の外側から内側へ、下から上へ数回滑らせる。

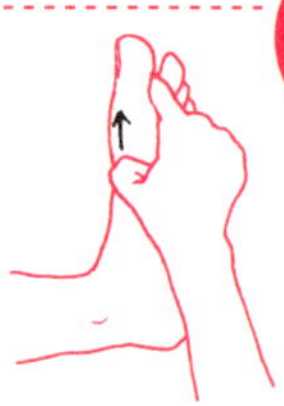

甲状腺と副甲状腺の機能と働き

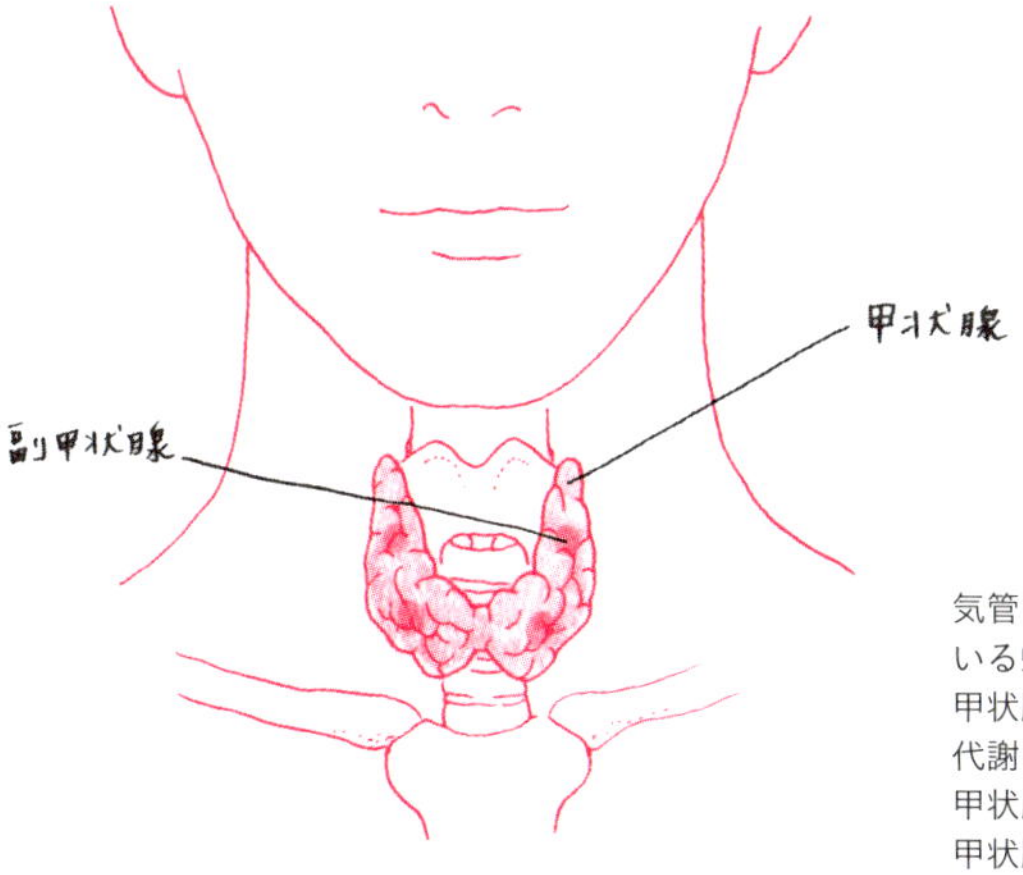

気管に巻きつくようについている蝶のような形をしている甲状腺の主な働きは、身体の代謝を促すホルモンの分泌。甲状腺の裏側にある4個の副甲状腺は、血液中の物質の濃度を調整するホルモンを分泌。

甲状腺は、首の前側にあり、気管を取り巻くように位置している臓器で、身体全体の新陳代謝を促す甲状腺ホルモンを分泌する役割がある。つまり、つくられたエネルギーを消費する速度や心拍数、体重の維持などを支配するホルモンがつくられ、標的臓器に運ばれ、細胞に働きかけて、さまざまな代謝反応を調節する。ホルモンを分泌する器官には、他に膵臓や卵巣などもあるが、そこで分泌されたホルモンがすぐに放出されるのに対して、甲状腺は分泌したホルモンを一時的に溜めておくこともできる。

甲状腺の裏側に左右2つずつ対であるのが副甲状腺。ここで副甲状腺ホルモンを分泌する。このホルモンには、血中のカルシウム濃度とリン濃度を調整する働きがある。

「がんばりたい」「休みたい」のバランスをじょうずに取る

甲状腺の病気というと、代謝異常症などが挙げられますが、私の経験からいうと、甲状腺と副甲状腺の反射区に刺激を与えて反応があるというのは、だいたいストレスが蓄積しているときです。甲状腺は「もっとがんばりたい」、一方、副甲状腺は「もう休みたい」という心の声の現れです。反射区を痛がる場合は、自律神経失調症の症状が現れていたり、過去に一度は自律神経失調症を患ったことがあるというケースが多く見られます。

この「がんばりたい」と「もう休みたい」という気持ちのバランスが取れないのは、「休むとき」「がんばるとき」というリズムを自分で取れなくなっているときです。それを繰り返していると、自律神経がおかしくなってしまいます。すると、ホルモンのバランスにも影響が出ます。がんばっている人に限って、「仕事（あるいは家庭、仕事と家庭の両立など）だから仕方がない」などと、「仕方がない」という言葉を口にします。けれど、身体あっての仕事です。身体を壊してしまったら、がんばること自体に意味がなくなってしまうのではないでしょうか。

「仕方がない」という言葉でごまかしていませんか？　この際仕事のスケジュールや段取り、自分の仕事の方法、時間の工面などを見直してみるのもいいかと思います。自分のやり方の何が悪いのか、改善すべきことを考えてみましょう。

そもそも好きなことなら、「仕方がない」なんていう言葉は出ずに、楽しくがんばれてしまうものです。

そしてまた、足裏の甲状腺のライン、親指と人さし指の間から縦に細長く角質が伸びているのを見たことがありませんか？

これは、「こんなにがんばっているのに、誰も私を認めてくれない」とちょっとスネている気持ちの表れです。

カンタン改善法

〈「アリガトウゴザイマス」その2〉身体に感謝する

おふろに入って、
頭や顔、肩、腕、胸、お腹、背中、腰、お尻、足……、
身体を洗うとき、その場所一つひとつに、
「アリガトウゴザイマス」と声をかけながら洗いましょう。
夜、ふとんに入って眠るまでの間にも、
今日一日、がんばってくれた身体や内臓に、
「アリガトウゴザイマス」
と響かせるように、声に出して言います。
照れくさくても、ちゃんと声に出して言うことが大事。

すると、
身体が軽くなったと感じたり、
スッキリした感覚を覚えたり、
夜はぐっすり眠れるようになったりします。
そして、休むときは休む、がんばるときは
しっかりやる、というリズムのある毎日にしましょう。

自律神経

緊張したり、ゆるんだりしながら、臓器や器官の働きのバランスを取る

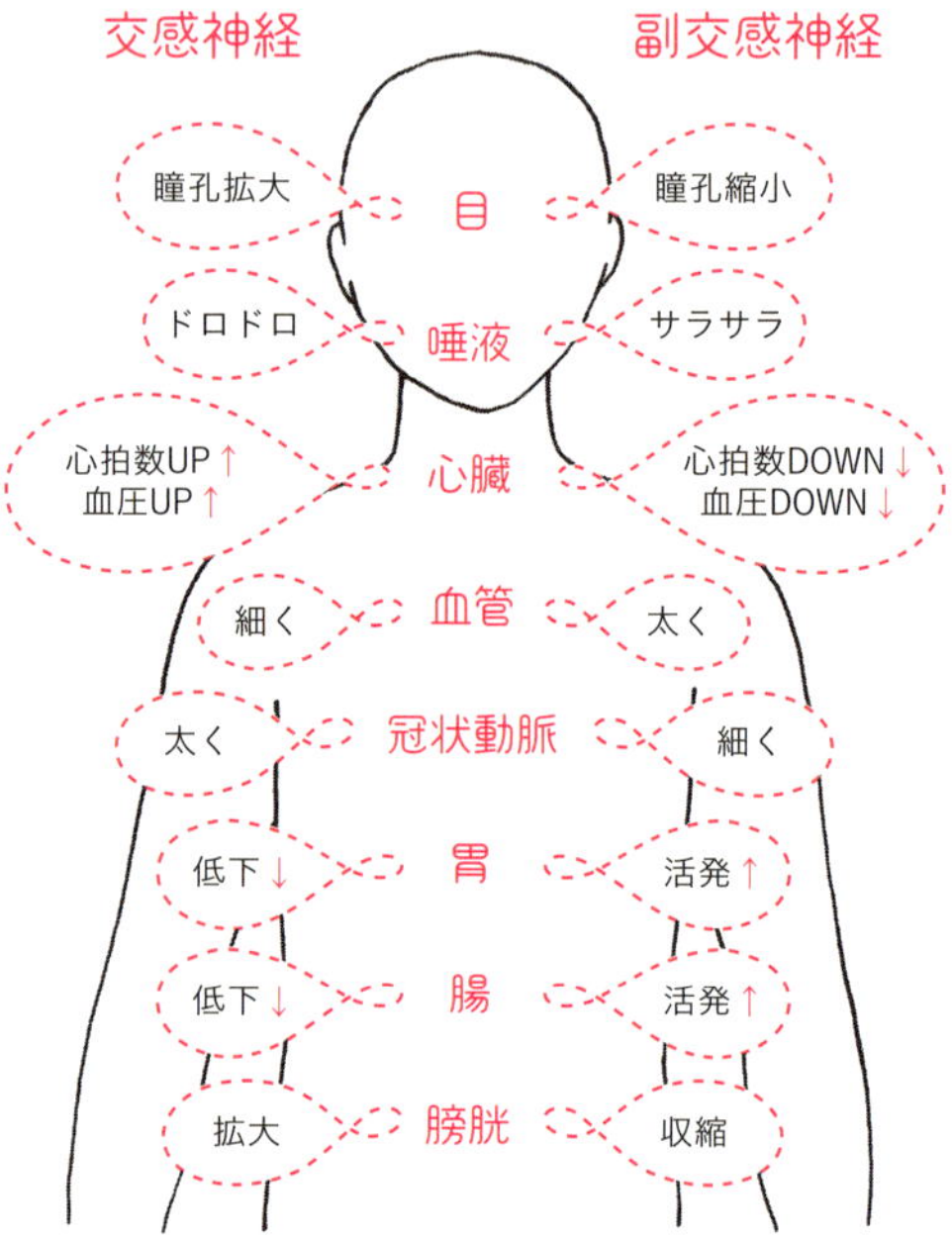

ホルモンの分泌を司る神経に自律神経があります。

自律神経は、気温や湿度、気候など外の世界が変化しても、身体の中の状態を一定に保てるように調整し続け、これを恒常性（ホメオスタシス）といいます。自律神経の自律は、それ自体が独立して働くという意味（だからといって、中枢神経から独立して勝手に動いているわけではなく、脳のなかにある視床下部というところが中枢になる）で、身体の各器官や臓器の働きを、意思に関係なく調整しています。例えば汗をかく（体内の温度調整）、心臓が血液を送り出す、呼吸などが眠っている間もオートマチックに行われているのは、自律神経のおかげなのです。

この自律神経には、交感神経と副交感神経の2種類があり、互いに相反する働きです。言い方を変えると、各臓器や器官には、交感神経と副交感神経の両方が分布し、環境に応じて働きが優位になったり下位になったりするのです。ストレスなどがかかっているような緊張した状態、生命の危機に直面

神経は、体内のコミュニケーション・ツール

私は、神経は身体全体、臓器や器官と脳などのコミュニケーション・ツールだと思います。人同士、コミュニケーションがうまくいかずに、関係にひずみが生じて悩むように、身体も中のコミュニケーションがうまくいかないと、変調をきたしたり機能低下を引き起こしたりするものです。

まずは自分自身、生きるために必要で大切な行動――食べる、寝るなどに意識を向けることが大切です。日常生活のリズムが、自律神経のバランスを取る助けになってくれます。

自律神経失調症の主な身体的症状

頭痛、耳鳴り、味覚異常、涙目、目の乾き、
ノドの異常、動悸、めまい、
立ちくらみ、のぼせ、冷え、酸欠感、
吐き気、胃の不快感、便秘、倦怠感、
ガスが溜まる、多汗、頻尿、生理不順、
手足のしびれ・冷えや痛み、皮膚の乾燥や痒み、
インポテンツ、肩こり、筋肉や関節の痛み、
疲れやすい、食欲がない、不眠、微熱……など

自律神経失調症の主な精神的症状

不安、恐怖、イライラ、
記憶力・集中力の低下、悲しくなる、
やる気が出ない……など

したような環境のもとでは、身体を臨戦態勢にするために交感神経が優位です。例えばすぐに行動できるように、全身の筋肉に血液やエネルギーを供給し、酸素を取り入れるため気管支も拡張し、心拍も速くなります。肝臓からはブドウ糖が放出され、血管も拡張、また出血してもすぐに凝血するようにドロドロした状態になるなど。

副交感神経が優位である状況は、身体にエネルギーを溜められるとき。臨戦態勢ではないので心拍や呼吸も穏やか。血液もサラサラ。胃腸の動きや生殖器の働きなども活発になります。

このような自律神経の働きのもと、長い間ストレスにさらされ、交感神経が優位の状態が続くと、身体の各器官や臓器に変調をもたらし、自律神経の働きによって分泌されるホルモンにも影響が及ぶ場合もあります。交感神経と副交感神経の切り替えがスムーズに行われずに、身体的、精神的に何らかの症状が現れることを自律神経失調症といいます。

肺

息がつまると、悲しみが出せない肺

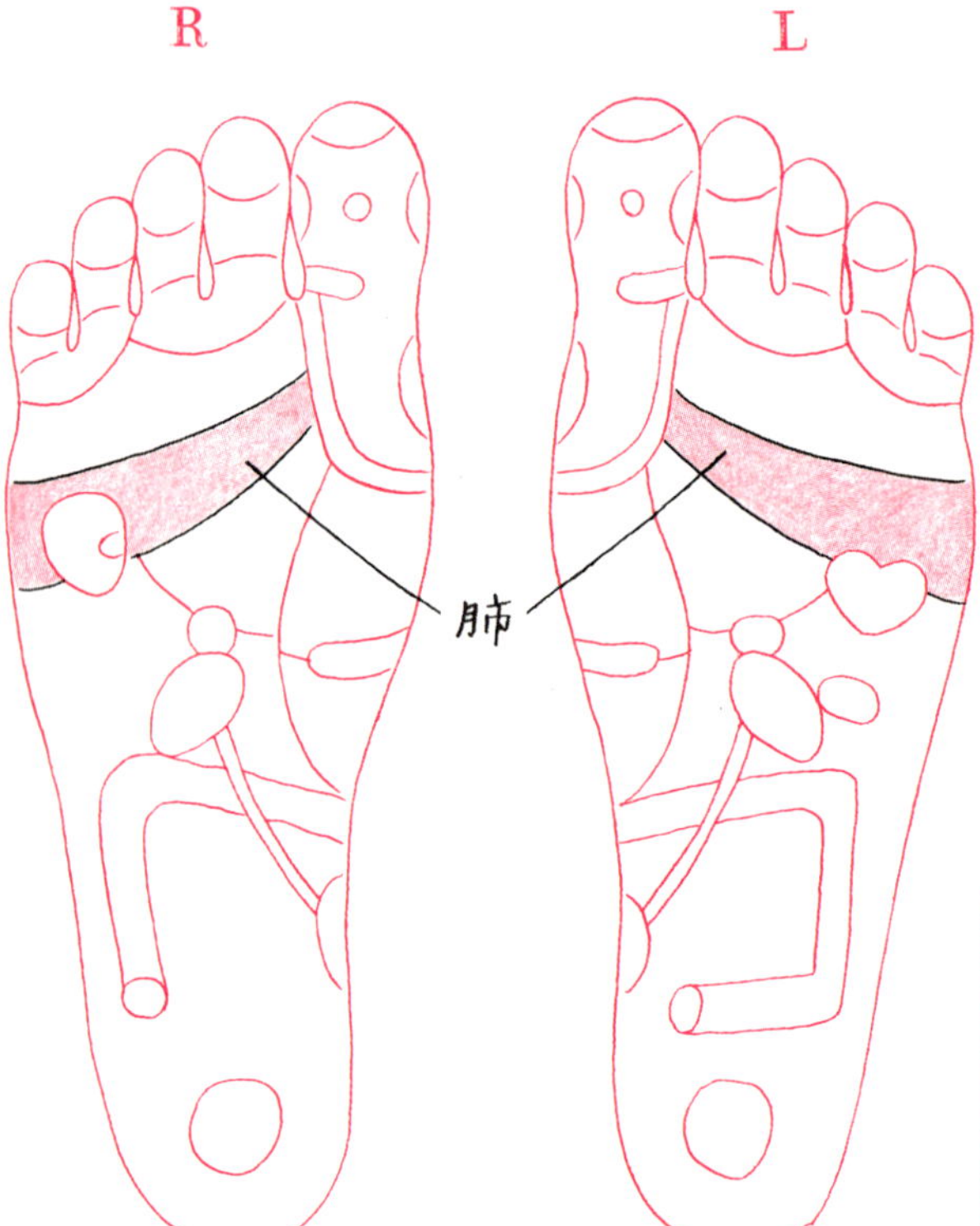

第二趾から第五趾の下方に帯状にある。ハイヒールなどを履くと圧迫を受け、体重がかかる部分でもある。

足のもみ方

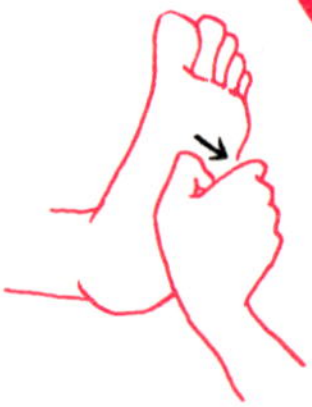

手を軽く握り、第一指を曲げてできる関節を当て、肺の反射区を内側から外側へ向かって、ゆっくり押し滑らせる。

肺の機能と働き

肺は、気管と気管支を通って入ってきた空気に含まれる酸素と二酸化炭素を交換する臓器で、葉のような形をし、左右1つずつあるが、右と左とでは形も大きさも少しずつ違う。1つの肺の重さは約500gといわれ、背骨と肋骨、胸骨で囲まれた胸郭という部分に、背骨を挟んで左右に収められている。左肺は、上葉、下葉、右肺は上葉、中葉、下葉の計5つで成り立っている。それぞれの肺の袋の中で気管という管がいくつも枝分かれし（分かれている部分を気管支と呼ぶ）、15〜16回分岐すると、終点の細気管支である終末細気管支になる。この数は左右合わせると3億個もあるといわれ、この場所で酸素と二酸化炭素の交換が行われる。私たち現代人は肺全体を使いこなせずに、実際は5分の1程度しか使っていない。

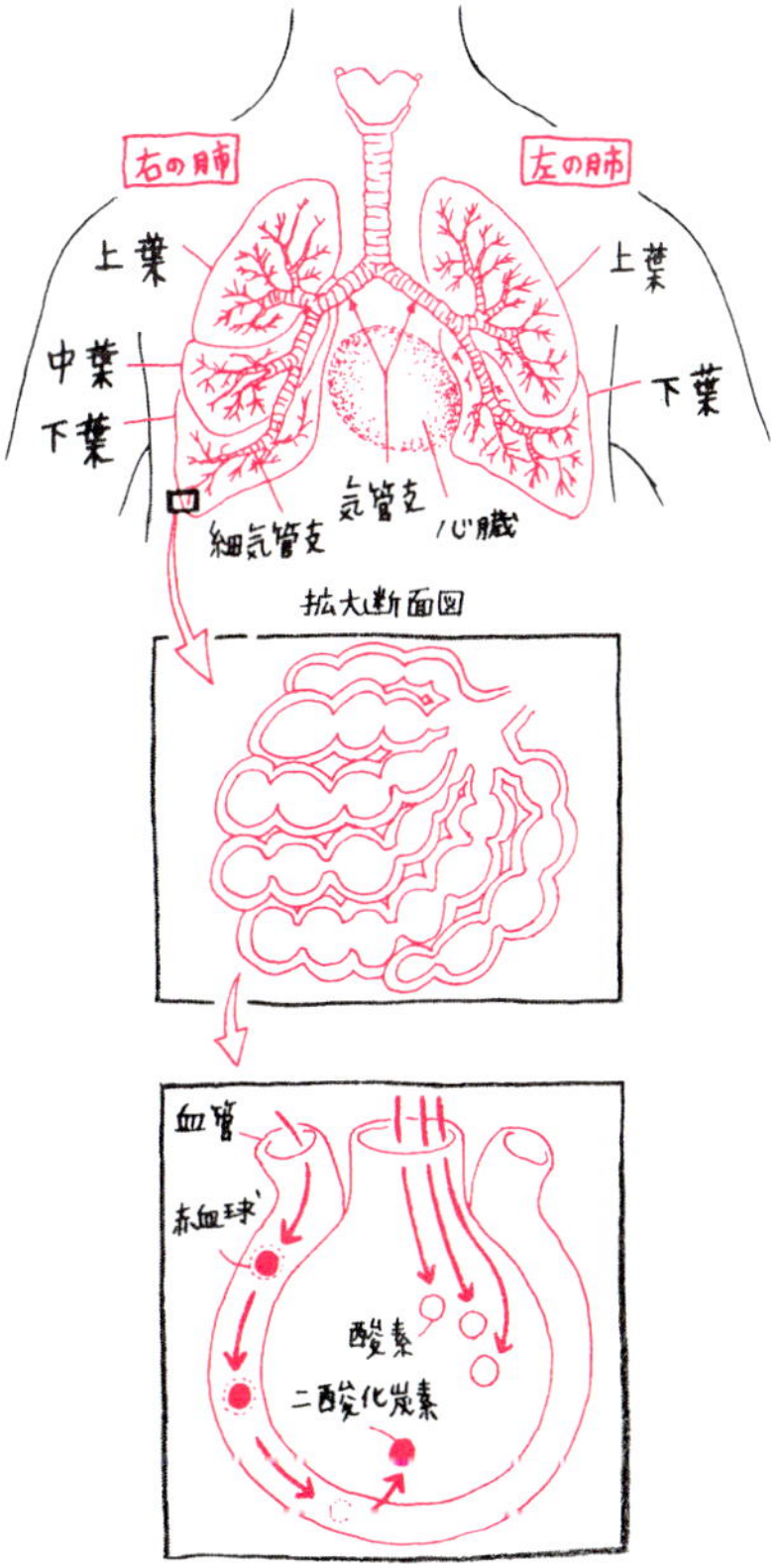

肺は左右対である。肺の中に気管支が張り巡らされ、末端は終末細気管支となる。終末細気管支の先端には、小さな袋状の肺胞がついている。ここで酸素と二酸化炭素の交換が行われる。

足裏からの伝言

「悲しみ」の肺 深い呼吸で吐き出す

私たちは無意識に呼吸をしています。鼻や口から入った空気は、咽頭を通り、気管に入り、左右の肺の中に入ります。左右の肺の中で、酸素と二酸化炭素とが交換され、口や鼻から出ていきます。このような働きをする肺は、ゾーンセラピーでも、陰陽五行説の考え方でも「悲しみ」と関連づけられています。人が亡くなるときには、魂と肉体が離ればなれになり、そこに「悲しみ」が生まれて、肺の機能が止まり、息を引き取るといわれているのです。

子どもはわんわんと大声で泣きます。しゃっくりと嗚咽を繰り返すような泣き方もします。ところが大人になると、いつしか泣くことをしなくなります。泣きたいけど泣けない、あるいは泣かない。ぐっとこらえているのは、息をつめているのと同じです。悲しみをこらえ続けていると、肺の機能が落ちていきます。息をつめているのが常習になると、息が浅く短いものになっていきます。

山や海、森など自然あふれる場所へ行くと、思い切り深呼吸をしたくなるというのは、誰でも経験があると思います。日常生活では、なかなか深い呼吸ができないどころか、息をつめがちです。思い切り深呼吸をすることもオススメします。

「息」という漢字は、「自」分の「心」です。文字通り、呼吸だけは自分でコントロールできます。心臓を止めたり、胃の蠕動運動を止めることはできませんが、自由に息を吸うことも止めることもできるのです。

自分で呼吸をコントロールできるようになると、自分の心を吐き出すことも、じょうずにできるようになります。自分の心のコントロール方法を知っていれば、悲しみの捉え方が変わり、自分に起こる出来事も、じょうずに受け入れられるようになります。

ノドと気管支

咳き込む、声が出ないは、言いたいことが言えていない？

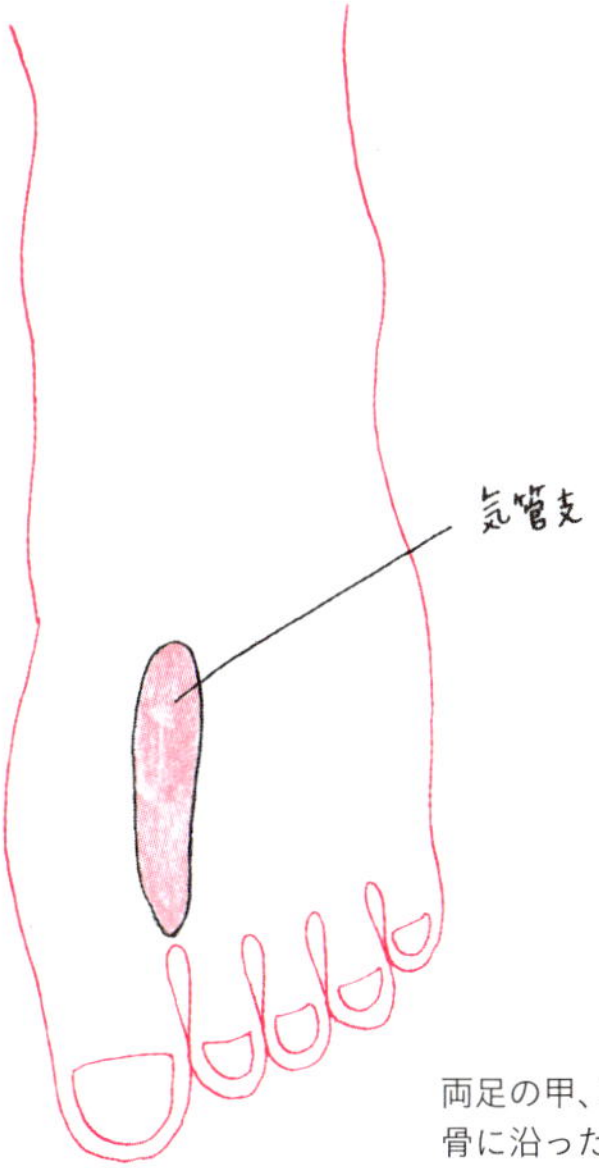

両足の甲、第二趾の下。骨に沿ったあたり。

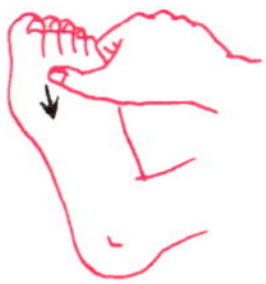

足のもみ方

足の甲の部分、第二趾の骨に沿って先から手前に向かって、手の第一指の腹で押し進める。指が骨の付け根（甲の中ほど）まできたら、きちんと止める。2〜3回繰り返す。

空気が肺へ届くまでの通路を気管、左右に分かれた先の部分を気管支といいます。気管の上部にあたる部分がノドです。ノドには食物も通り、声を出す役割もあります。3つの役割を持つノドは、口から入るものをじょうずに区別しています。食べ物が気管に入るとむせますが、普通なら口の奥にある咽頭蓋という弁が動いて、食物と空気を分けて入れるようになっているのです。

足の甲の反射区に反応する場合、「言いたいことが言えない」という精神的作用を表していると思います。本来すべてのことは、呼吸と同じように、必要なものは吸い込み、不要なものは出すことが大切です。けれど人から頼まれたりして、気が進まないこと、いやなことを断れずに本音を飲み込み、口先ではいいことばかり言っているような状況です。このようなとき、ノドがいがらっぽい、咳き込む、声そのものが出ないといった症状が現れます。カラオケに行くなど、じょうずに発散しましょう。

肩甲骨と僧《そう》帽《ぼう》筋《きん》

両肩が支える人生の荷物

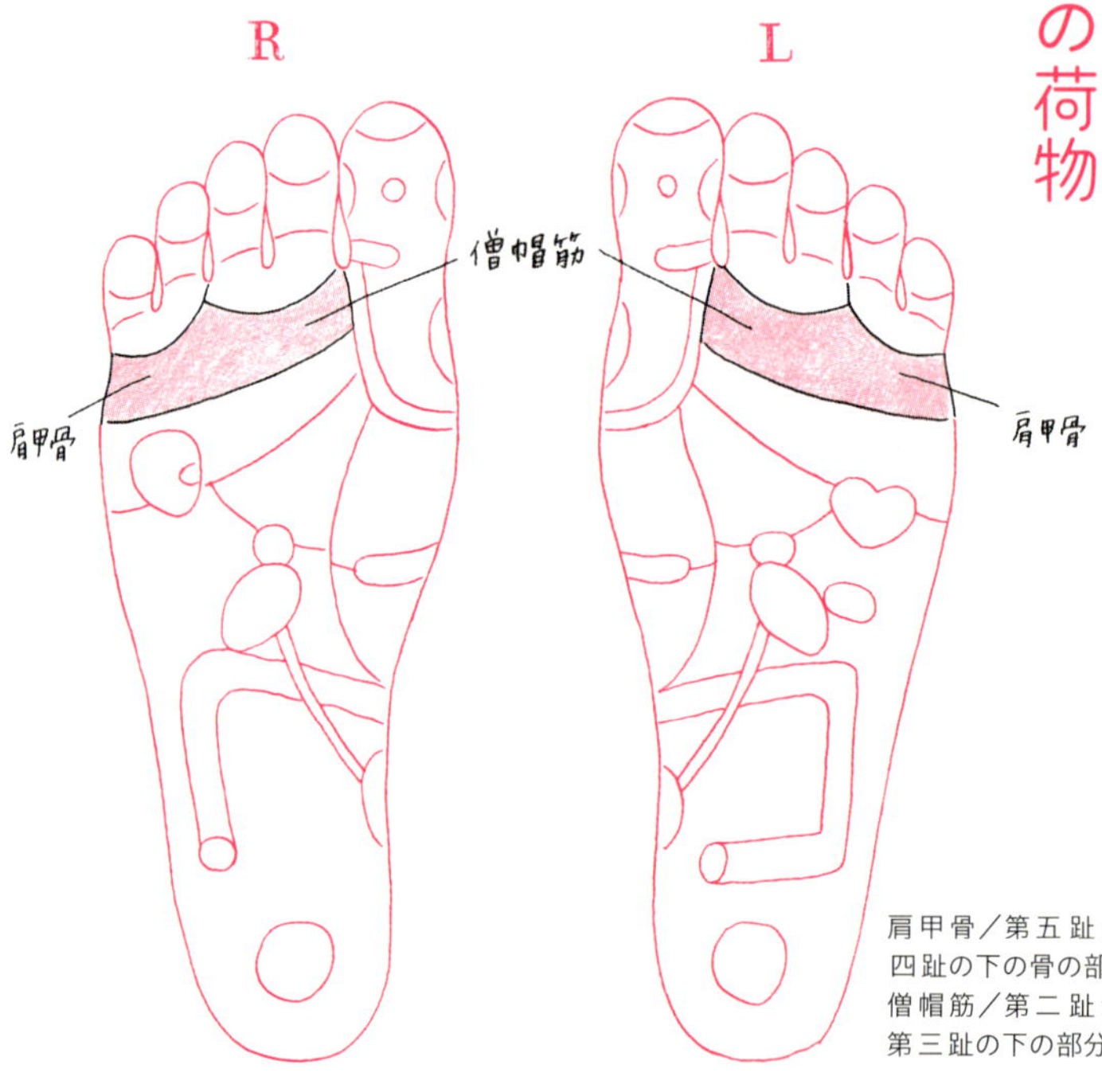

肩甲骨／第五趾と第四趾の下の骨の部分。
僧帽筋／第二趾から第三趾の下の部分。

足のもみ方

まず、僧帽筋の反射区を手の第一指の関節で押しながら滑らせる。足裏の中心から外側へ指を動かす。反射区が幅広なので、下から上へ上がっていく感じで数回。

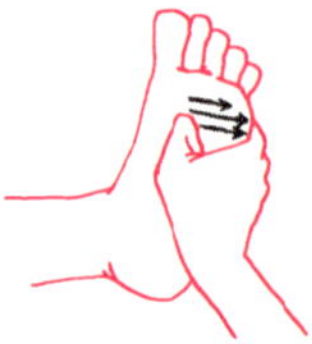

続けて肩甲骨の反射区を刺激。第四趾と第五趾の間から時計回りで手の第一指を押し滑らせます。このときJの字を描くように滑らせると肩甲骨に沿う感じになる。

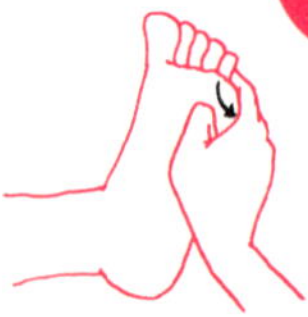

肩甲骨と僧帽筋の機能と働き

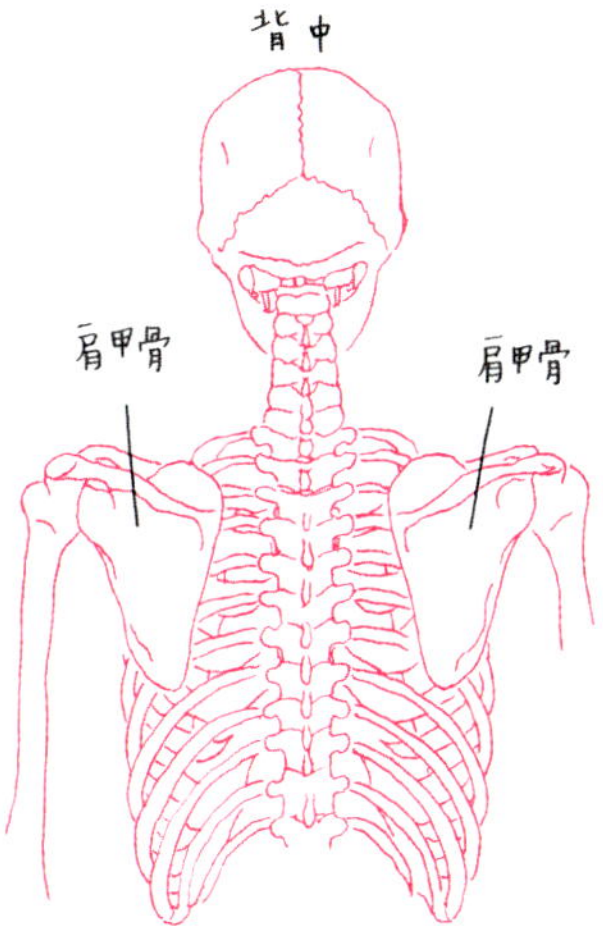

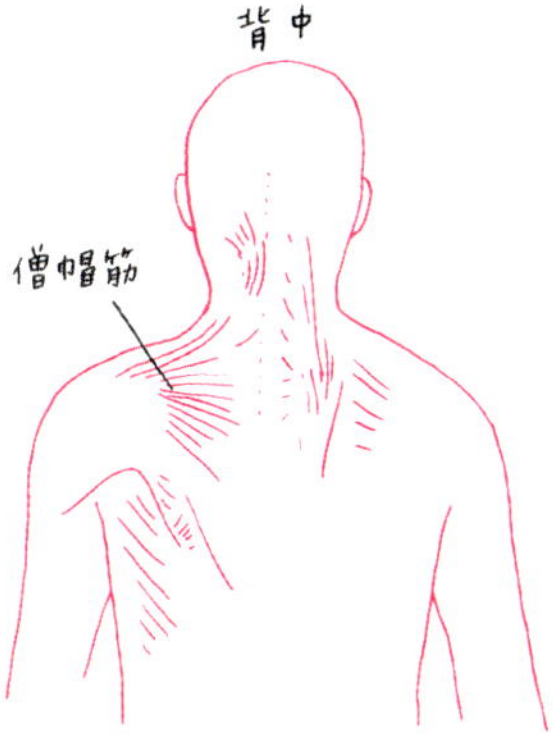

背中の中央から首、腕に向かって三角形に伸びている筋肉。首から背中にかけてある筋肉は、身体を支える働きをする。

鎖骨、上腕骨とつながり、背中上部に左右についている三角の形をした骨が肩甲骨。肩（肩甲骨）と肘までの腕（上腕骨）をつなぐのは、肩関節。関節がまだできあがらずやわらかい子どものときに、腕を引っ張って「肩関節が外れた！」ということが起こりやすい部位でもある。

この肩甲骨の上方、背中の中央から首、腕に向かって三角形に伸びている筋肉が僧帽筋となる。肩を反らして胸を開くような動作、首を後ろに倒す、肩をすくめるような運動時に、この筋肉は使われる。僧帽筋に疲労物質が溜まり、血液循環が悪くなると、肩こりの症状が現れる。筋肉のこりだけでなく、肩甲骨や腕を動かすときに痛みなどを引き起こす原因にもなる。

足裏からの伝言

人生の荷物を下ろして、自分を労《ねぎら》ってみる

足裏の僧帽筋の反射区に反応が現れ、いつも肩が重い、こっているという感覚がある人は、人生の重荷を背負っていると、経験上、私は読み取っています。親の介護、子ども・夫のためにがんばって、自分の人生を後回しにして「私だけが我慢すればいいんだ」といった考え方で生きているような感じです。こういう人には、慢性的な肩こりの傾向があります。しかも、それに慣れてしまっているため本人があまり自覚していない場合が多いです。自分では気にしたことがないけれど、肩を触ってもらって「こっているね」と言われるような人ですね。

　仕事や人間関係、子どもの養育、親の介護、夫婦関係など、人それぞれに事情があり、どうにもならないときもあるものです。それでも一日1回でも自分を褒めたり、たまにはご褒美をあげたりして、「よくがんばっているわ～」と労いましょう。

　肩こりには、眼精疲労や顎関節症、背骨の歪みなど間接的な原因も考えられます。ここでの話は、あくまでも足裏の僧帽筋の反射区に反応が出た場合です。

　肩関節で上腕骨とつながっているのが肩甲骨。前述の僧帽筋がついています。肩関節は球関節でできており、グルグル回す運動ができます。これは股関節も同じ。ゾーンセラピーでは、関節を人生の方向性と読み取ります。私の経験からすると、今の道が自分が行くべき道と違っていたりすると肩甲骨の反射区を痛がったり、実際に肩関節が痛くなったり、動かなくなったりします。「何かいやだな」とうすうす感じていても、ここでがんばらなければ、と思っていたりすると、肩が痛くなったりするかもしれません。本来ならスムーズに動く関節が、ギクシャクした感じになるのなら、一度自分の胸に手を当てて、進む方向を見直してみてもいいかもしれません（P94の腕も参照）。

カンタン改善法

腕を振り下ろす

肩や腕の力を抜くためには、
腕振りをオススメします。
腕を下げたままブラブラとさせたり、
腕を上げて、上から思いきり振り下ろしたり。
振り下ろすときは、力を抜き、
重力に任せて、腕を落とす感じで。
あるいは、新聞紙を棒状に丸めて、
昭和時代の子どものように、チャンバラごっこをしても。
腕を使うので、意外にも肩がリフレッシュします。
中国の古い健康法に「導引術」というものがあります。
その動作の一つに「スワイソウ」があります。
「スワイソウ」とは、中国語で「振る」の意味。
腕を振り下ろす体操です。
これらの運動は、肩こりに効きそうです。

脳

アタマだけで考えて、ストレスぱんぱんに

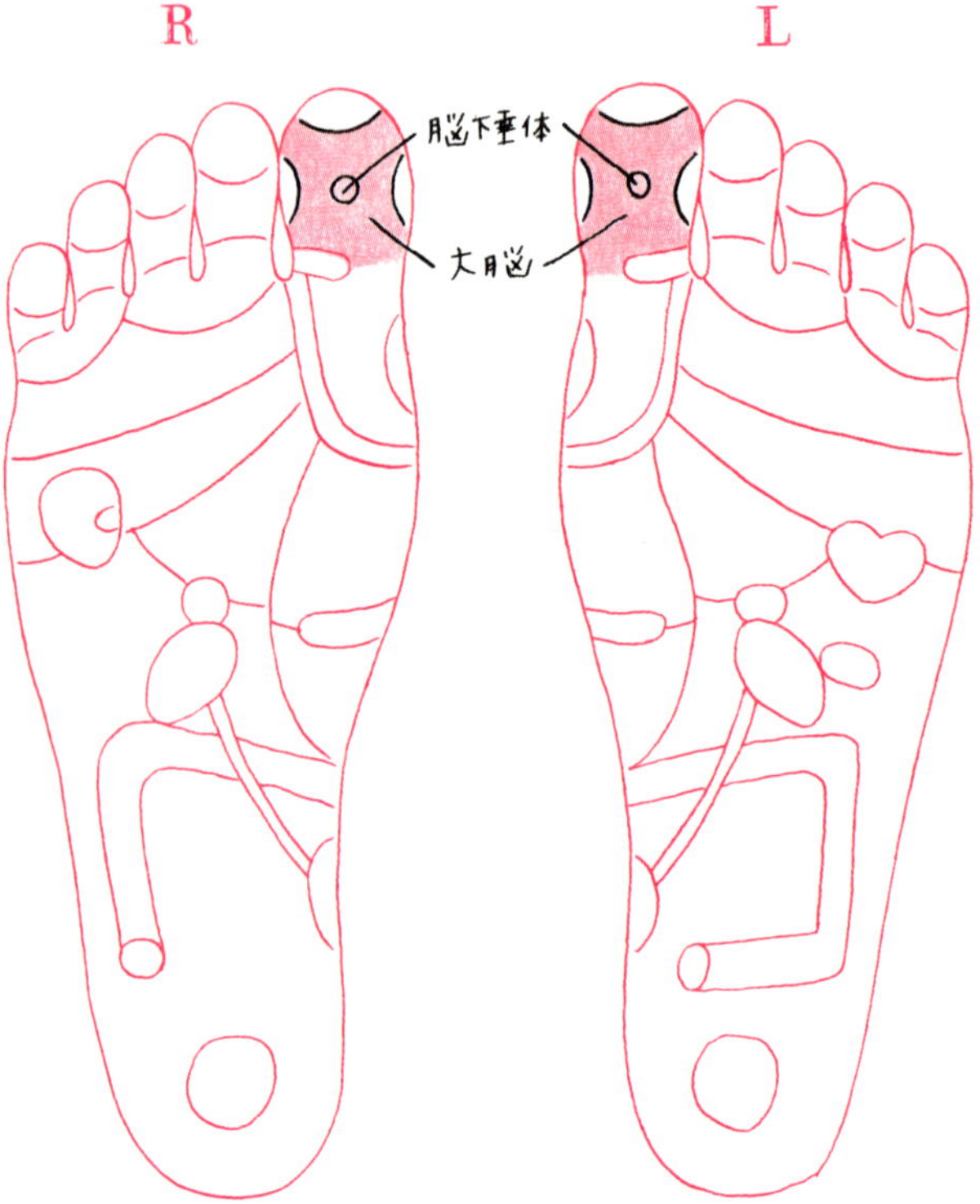

第一趾全体。神経交差のため左足が右脳、右足が左脳の反射区になる。周りが頭蓋骨、全体が大脳、中心に脳下垂体、下3分の1が小脳、脳幹の反射区。

足のもみ方

左足（右脳）から始める。手の第一指の関節を使って、下から上に押し進む。全体を刺激する感じで手の指を動かす。

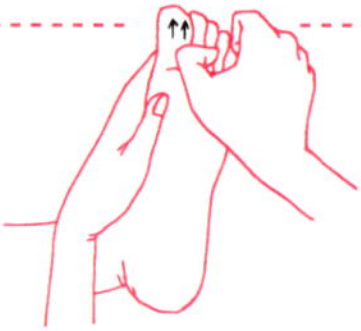

次に第一趾の中心（＝脳下垂体の反射区）を、手の第一指を使って1点押しする。

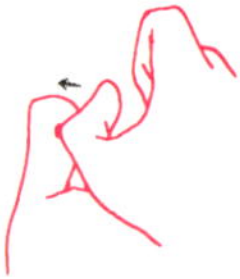

脳の機能と働き

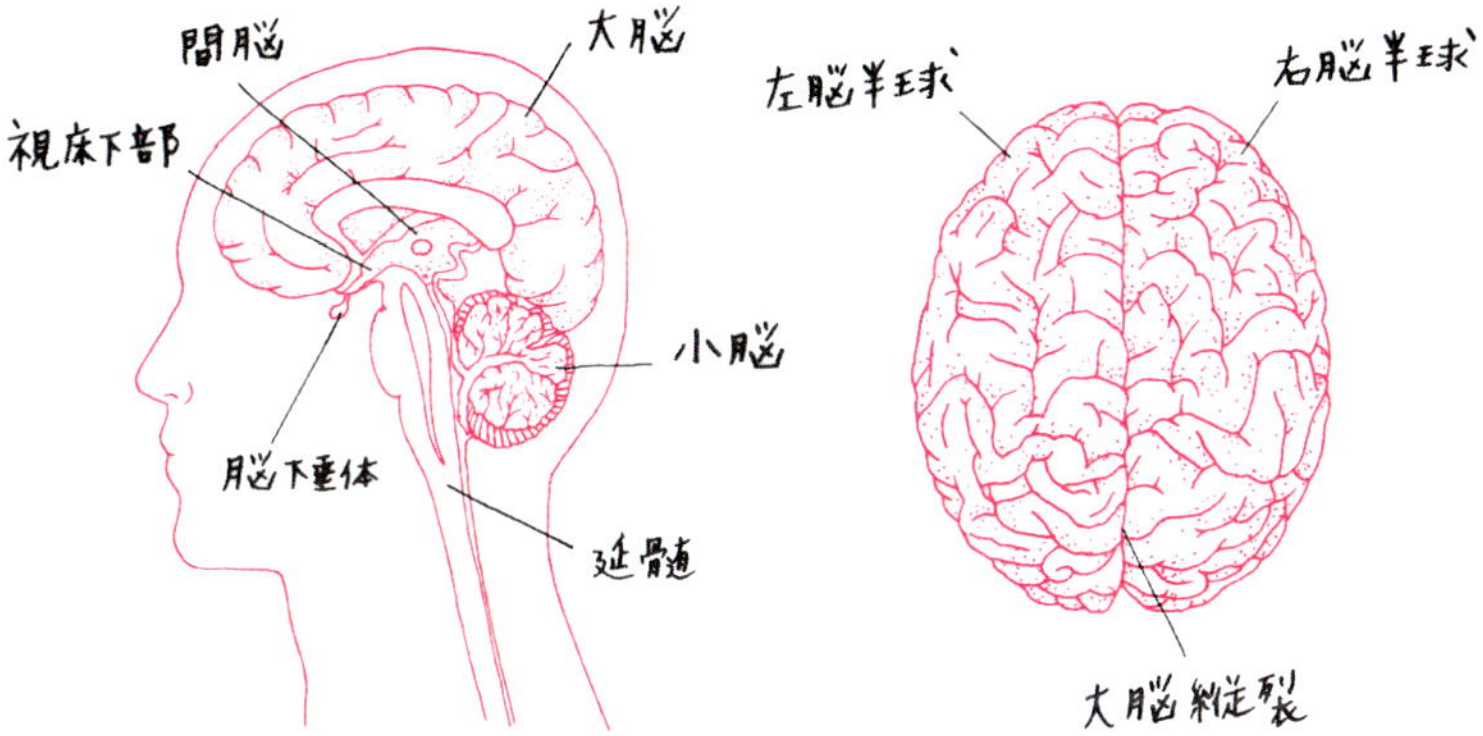

大脳半球には140億以上の神経細胞が集まり、身体の総司令部のような役割がある。脳と全身をつなぐ役割がある脳幹は、間脳、中脳、橋、延髄からなる。

脳は、大脳、小脳、脳幹から成り立ち、そのうちの80%を大脳が占める。大脳は、大脳縦裂によって左右の半球に分かれ、右側を右脳、左側を左脳と呼ぶ。左右の大脳と全身の筋肉と皮膚をつなぐ神経の大部分は、中脳、橋《きょう》、延髄という場所で交差し、体の反対側へ回る。そのため、右脳の指令は左半身へ、左脳の指令は右半身へ伝えられることになる。また一般的に、「絵を描く」「音楽を聴く」といった感覚的な作業は右脳で行われ、「話す」「記憶する」「計算する」「判断する」といった言語や記号を使うような論理的な作業は、左脳で処理されるといわれている。

大脳半球と背骨を通る脊髄を結ぶ部分を脳幹と呼ぶ。間脳、中脳、橋、延髄の4つの部分で構成され、呼吸、循環、体温調節など、人体の基本的な生命現象を司る。

アタマでっかちにならず、しなやかな姿勢を

ゾーンセラピーでいう大脳の反射区は、親指にあります。ゾーンセラピーでは、左足の親指に反応がある場合は、右脳へのストレス（＝感情的なストレス）、右足親指の反応は左脳の疲労ストレスと見ます。

ストレスとは、もとは「ストレッサー」という物理学用語です。金属に一定方向に力をかけると反発して跳ね返る状態を人間の心理状態に置き換えました。私たちの日常生活でも、圧力をかけられた場合、その状態に対して反発しようとする意識が、精神や肉体に負担をかけることがあります。他人から圧力をかけられているから、悩むのかもしれません。けれど、そこに執着すると、今度は自分で自分にさらに圧力をかけることになりかねません。

起きたことを柔軟に受け取る。時には受け流すことも大切です。ストレスには、かなり個人差があります。そして多くの人は、自分に起きている状況を受け入れられない、と思っているようです。反発して跳ね返ってばかりいると、「頑固」になりかねません。しなやかな柔軟性があれば、跳ね返すというより、いいようにへこんだり、曲がったり、しなることができるのです。例えばイライラしているとき、そのイライラすることに執着してしまうと、物事をさまざまな側面から見ることができなくなります。後で振り返って冷静になってみると、「なぜあんなにイライラしていたのだろう？」と思えたりしませんか？

私たちが生きている現代は、情報化社会。大脳で捉えた思考でアタマがいっぱいになってしまい、自分の心の声が聞こえなくなってしまっている人が大勢います。アタマで考え、つくり上げた自分のパターンやイメージに固執し、変えられない人は、かなり多いのではないでしょうか。親指に刺激を与えるのと合わせてカンタン改善法をやってみることをオススメします。

カンタン改善法

シンクの掃除で、心身一体になる

ストレスの解消方法は、ズバリ「現実逃避」!
「何とかしよう」「がんばろう」と思うことで、
余計に圧力をかけてしまいます。
ただし、「自分探しの旅」のようなものはNG。
一人でぼーっとしていると、
かえっていろいろなことを考えてしまいますからね!
そんなときは、ひたすらお掃除をするのが、
一番効果的。
台所のシンクやガス台、おふろ場など、
どこか1カ所をひたすら磨き上げるような掃除がオススメ。
皿洗いや靴磨きでもOK。
大事なのは、考えていることと行動が一致しているということ。
「ここをきれいにする」という思考と動く身体に、
矛盾はありません。一致しています。
アタマで考えているのに身体は動いていないというのが、
ズレを生むのです。
「今」に集中して体を動かす。
するとフッと解決策がひらめいたりするものです。

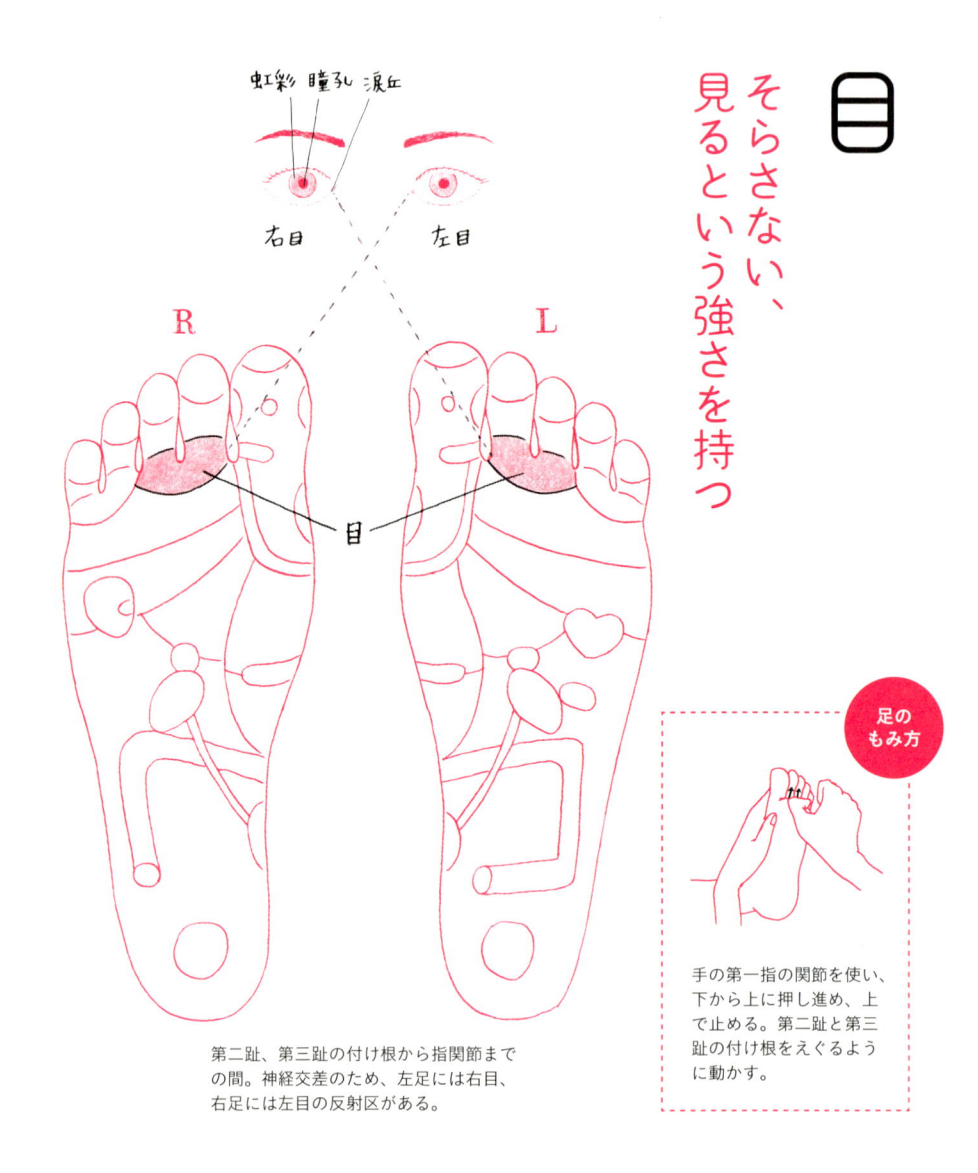

目

そらさない、見るという強さを持つ

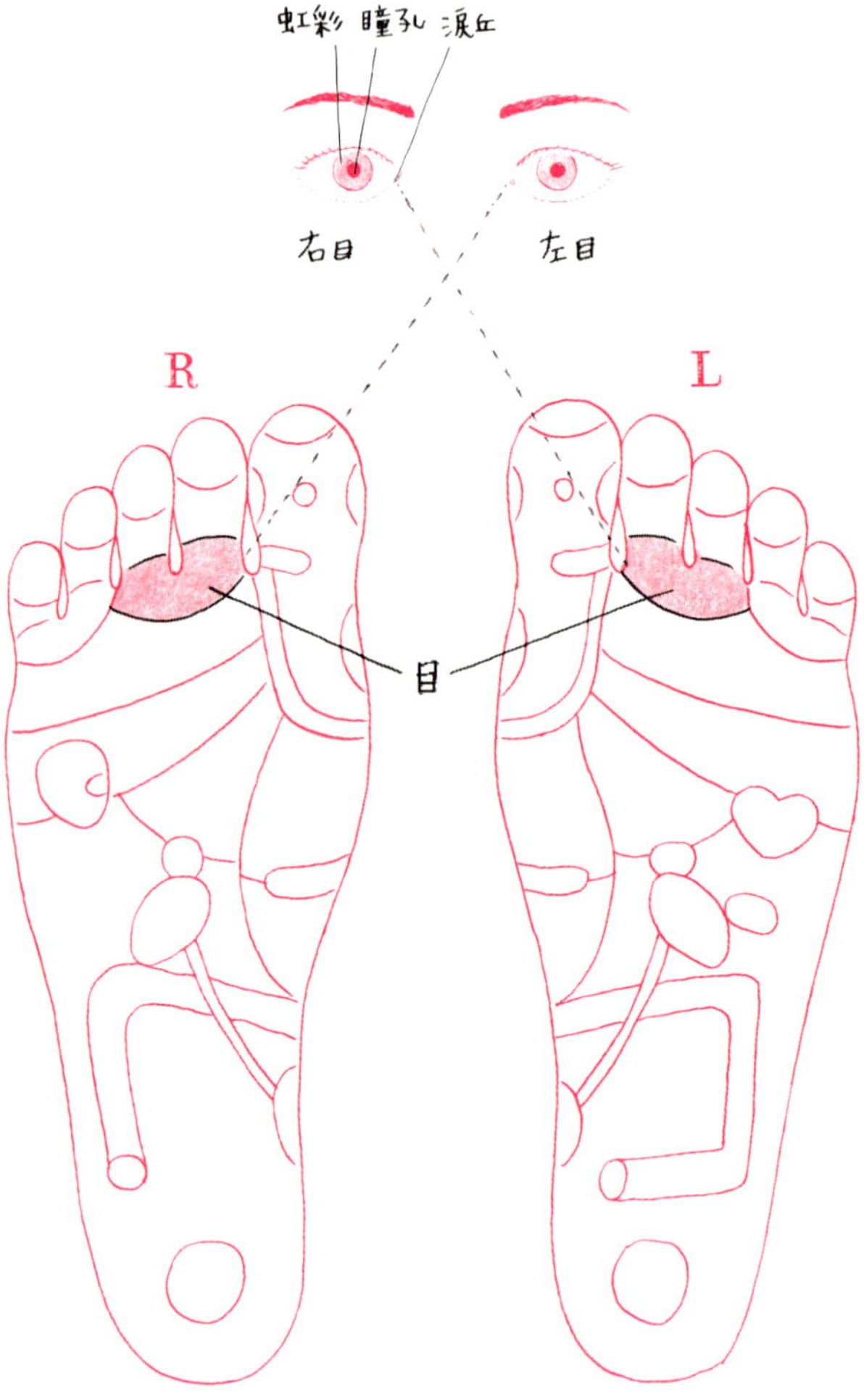

第二趾、第三趾の付け根から指関節までの間。神経交差のため、左足には右目、右足には左目の反射区がある。

足のもみ方

手の第一指の関節を使い、下から上に押し進め、上で止める。第二趾と第三趾の付け根をえぐるように動かす。

目の機能と働き

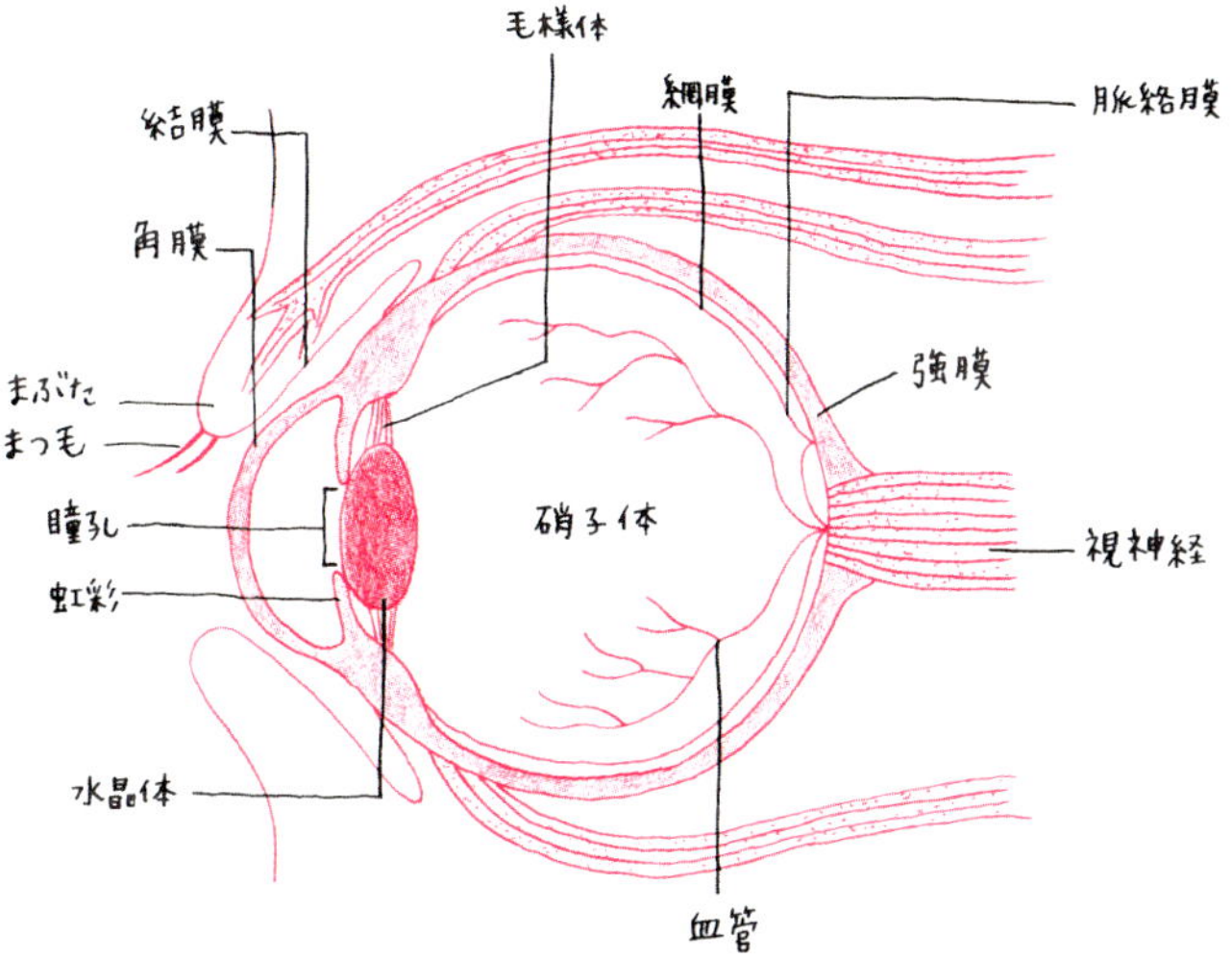

光を感じ、ものを見る感覚器官が目。眼球は直径約24mmの球体で、頭蓋骨の眼窩という穴の内側にはまっている。

目の機能である「見る」というしくみは、カメラのしくみと同じ（カメラが目のしくみを真似たようなもの）。レンズにあたるのが、眼球の前面にある水晶体。水晶体は毛様体という筋肉につながり、その収縮で遠近のピントを合わせる。虹彩は瞳孔（黒目）部分以外の水晶体を覆い、明るいときは閉じて瞳孔を小さくし、暗いところでは開いて瞳孔を大きくし、目に入る光量を調節する。カメラでいう絞りにあたる。硝子体《しょうしたい》の後ろにある網膜がフィルムの役割。瞳孔を通ってきた光は、網膜で映像を映し出し、視神経を通って大脳の視覚野に送られる。このとき、右目で見たものは左側へ、左目で見たものは右側の視角野に送られる。つまり、脳に送られてはじめて「見た」と認識するしくみになっている。

見るという役割を、放棄するとき

私たちが得る情報の約8割は目からといわれ、「百聞は一見に如かず」ということわざがあるように、目に頼った情報収集であることがわかります。

反射区の反応が示す、精神的作用は、まさに「見たくない」ということです。「見たくない」＝「目を背けたいと感じていること（もの）」なのです。

例えば、とても好きな人ができて、楽しい未来を夢見てワクワクしていたのに、ある日、好きな人が恋人と仲良く歩いている場面を見てしまった。直視したくはないけれど、これは現実。直視したくない＝好きな人に恋人がいる現実を受け入れたくない、と拒否し続けていると、目に何らかの影響が及びます。ここでいう影響というのは、視力の低下というより、ものもらいや目の周りがかぶれる、痒いなどの一時的に現れる症状であることが多いです。こういうときは、現実をしっかり見て、受け止めて、もっと素敵な人を見つけるわ！　くらいの前向きさがあれば、大丈夫です。

人により見たくないものは、さまざまです。見たくないのは、こうした現在の状況ばかりとは限りません。自分の人生において見たくないもの——過去の出来事や希望が持てない未来像などでしょうか。過去も未来も連続したつながりの中にあります。あることについて、過去、受けたネガティブな印象はインプットされたままになります。そのままにしておくと、そのことに関しては、未来の想像も悲観したものになりがちです。幼い頃の家庭環境の影響で、現在の家族関係や人間関係を見たくない、または目に入るものが気にくわないなどと感じる人もいるかもしれません。

いずれにせよ、どんなに辛いことであっても、目をそらさずにしっかりと見ることが大切です。そして将来に向かって夢や希望を抱くことが大事なのは、言うまでもありません。

カンタン改善法

第3の目を取り戻す

辛い現実を認めることは、大変なことです。
けれども自分にとって本当に大切なものを
見極められるようになるために、
第3の目を感じられるように訓練しましょう。
電気やロウソクなどの光源を
しばらく見つめ、すぐ目を閉じると、
さまざまな形、明るさ、色など、
その光の残像が見えてきます。
その残像を眉間の奥で意識してみましょう。
最初のうちは緑やオレンジなどに
見えるのではないでしょうか？
目を閉じても、
いつでも明るい状態になると
第3の目が働きだした証です。
そうなるまでには少し時間がかかります。
第3の目が活性化されると、
直感力が身につき、
自分にとっての真実を見極められるようになります。

耳

聞く、身体の均衡を保つ2つの役割

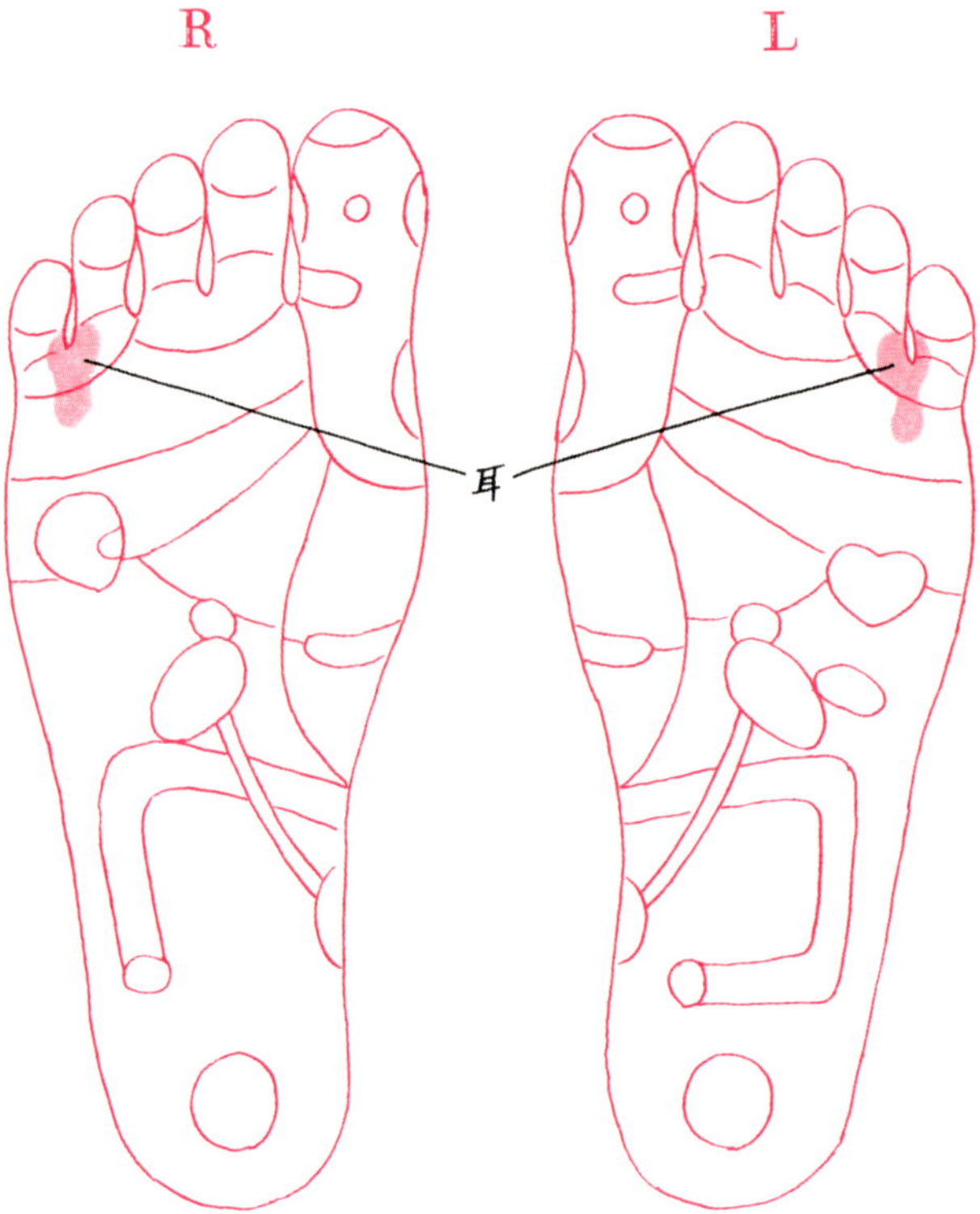

第四趾、第五趾の付け根から指関節までの間。神経交差のため、右耳は左足に、左耳は右足に反射区がある。

足のもみ方

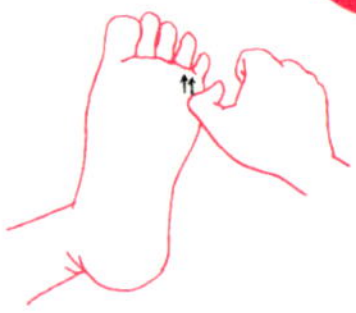

手の第一指の関節で、第四趾と第五趾の付け根を下から上に押し進め刺激し、上できちんと止める。

耳の機能と働き

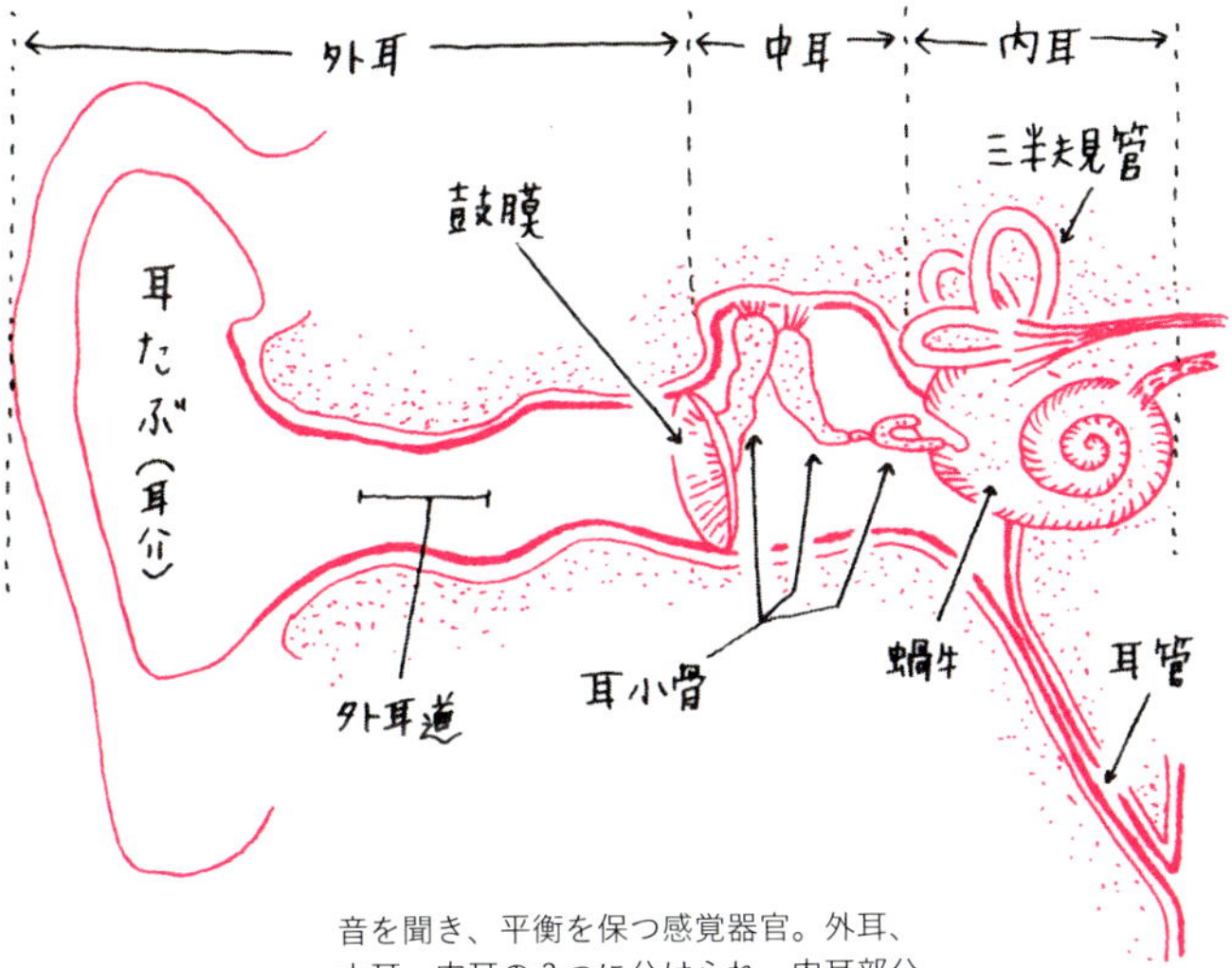

音を聞き、平衡を保つ感覚器官。外耳、中耳、内耳の3つに分けられ、内耳部分に音の感知、平衡感覚の器官がある。

耳の構造は、大きく分けて外耳、中耳、内耳の3つからなる。外耳は、体内に出ている耳たぶ(耳介)から鼓膜までの間を指し、外耳道の長さは成人で約3.5㎝といわれている。中耳は鼓膜から、振動を伝える耳小骨まで。内耳は蝸牛、三半規管までをいう。内耳にある蝸牛は音の振動を電気信号に変換し、大脳へ送る。また中耳にはノドにつながる耳管がある。三半規管は、上下方向、左右方向にそれぞれ交わる3つの管が組み合わさり、その中を満たすリンパ液の流れ方によって、体の回転を大脳に伝える働きをする。

耳たぶによって、振動である音が集められ、その音波が外耳道を通って鼓膜を振動させる。そして骨を通じて、電気信号に変換され、伝わり、大脳で「何の音か」がわかるようなしくみになっている。

「聞きたくない」気持ちが聴覚機能に与える影響

耳は、音による外界の情報を大脳に伝える感覚器官の一つです。耳には「音を聞く」という役割と「平衡を保つ(身体のバランスを取る)」という2つの役割があります。ここでは聴覚としての働きの反射区についてお話ししましょう(身体のバランスを保つ三半規管については、次ページを見てください)。

耳の反射区が示す精神作用は、目と似ていますが、「聞きたくない」ということの現れです。

「突発性難聴」という病名を、聞いたことがあるかと思います。これは突然、片耳が聞こえにくくなったり、耳鳴りがする病です。めまいや吐き気、嘔吐などを伴うこともあります。毎日大きな音を聞き続けているとなりやすいともいわれていますが、ストレスが原因であるケースも多々あるようです。職場や家庭で、いつも注意されていたり、しつこいほど小言を言われ続けているような状況で悩んでいる人に、耳鳴りや耳が遠くなる症状が現れることがあります。

単純に「聞きたくない」という拒絶の思い、あるいは「いちいち構わないで放っておいて、私の邪魔をしないで」という気持ちが、聴覚の機能に影響を及ぼすのです。

このとき、他を遮断することで落ち着くこともあり、「一人でいい」という気分でいっぱいになります。この場合、孤独は悪いことではありません。こういう聞く耳がない状態のときに、コミュニケーションを積極的に取るというのはムリな話です。

一人で冷静になって、考えを整理して、心やアタマに隙間をつくる。そして落ち着いて、人の話を聞き入れる余裕ができたら、誰かに打ち明けてみたり、いやだと思っている人とちゃんと向き合って話してみる。このようにして孤立している精神状況を改善させていきましょう。

三半規管

身体のバランスを保つ器官は、心のバランスについて教えてくれる

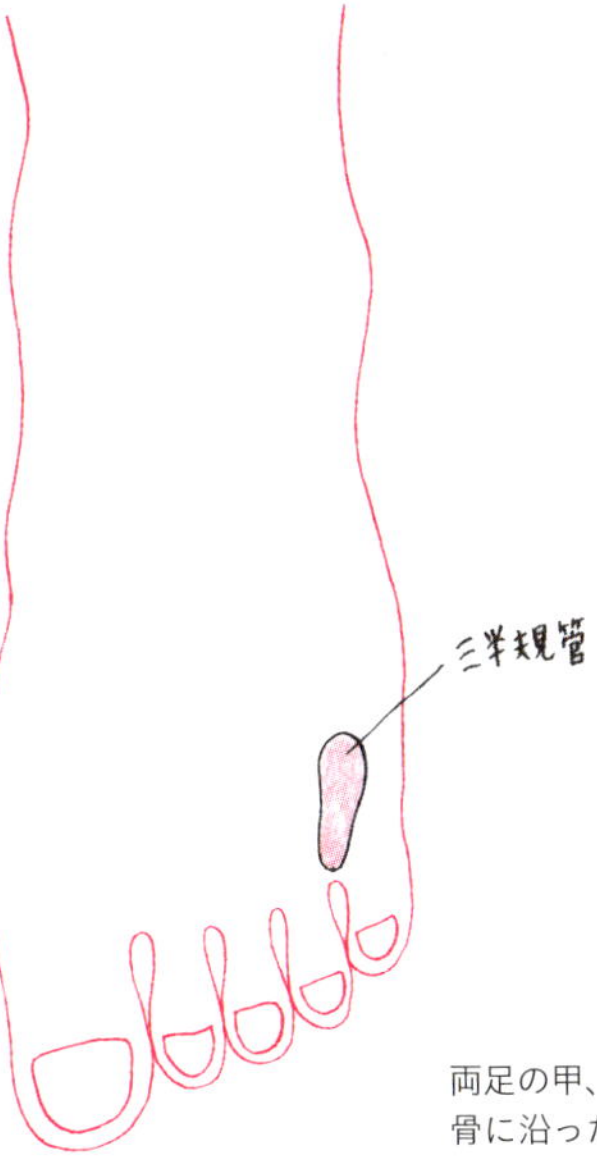

両足の甲、第四趾の下。骨に沿った部分。

足のもみ方

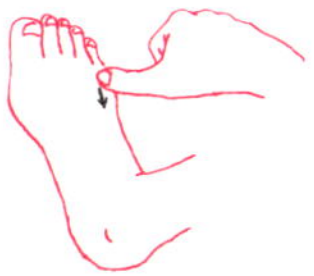

足の甲の部分、第四趾の骨に沿って先から手前に向かって、手の第一指の腹で押し進める。親指が骨の付け根（甲の中ほど）まできたら、きちんと止める。2〜3回繰り返す。

耳には、もう一つ、身体のバランスを保つという働きがあります。身体をまっすぐに立てたり、目指す方向に向いたり、横になったりするときに、平衡感覚を保てるのは、内耳にある「三半規管」と「耳石器」のおかげです。

　三半規管の異常にめまいがあります。めまいは、空間と自分の身体の位置関係が乱れたように感じ、不安定な感覚をいいます。このことから、ゾーンセラピーでは、考えすぎによって考えがまとまらずに迷っているような状態の現れと考えます。アタマの中が常にいっぱいで、日々追われるように生活をしていると、めまいを覚える人もいるようです。考えることがたくさんあるのに情報がありすぎて、決断できずクラクラするような感覚に陥ったことはありませんか？　このような状況では、どれほど考えてもよいアイデアは出てきません。こういう場合はアタマの中を整理するためにも、必要なことを箇条書きに書き出すなどしてみて、現実を冷静に見るように心がけるといいと思います。

鼻

役割の割に大きい存在感

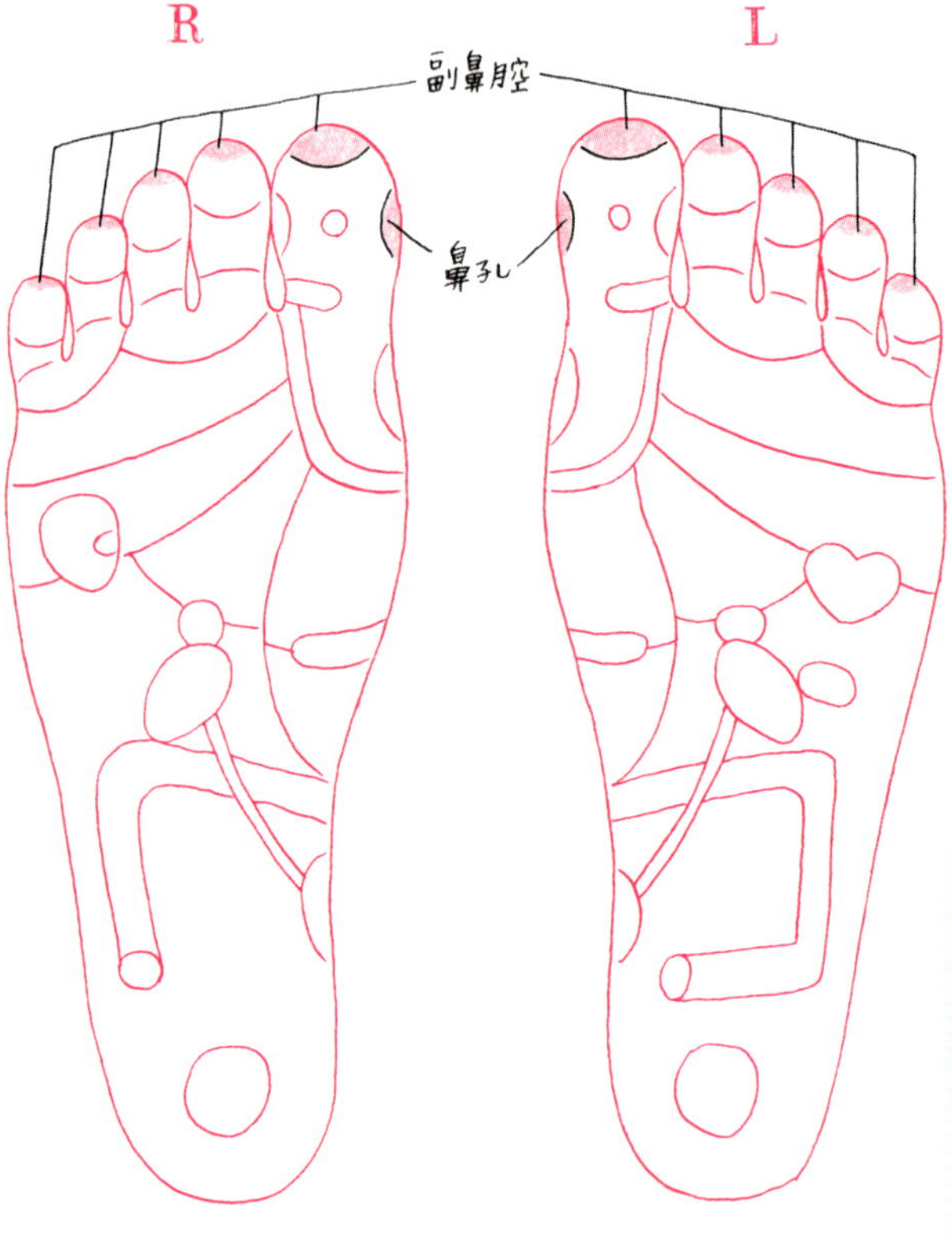

鼻腔の反射区はすべての足指の先端。神経交差で右側の鼻腔は左足、左側の鼻腔は右足に現れる。第一趾外側、爪の横あたりは鼻全体の反射区になる。

足のもみ方

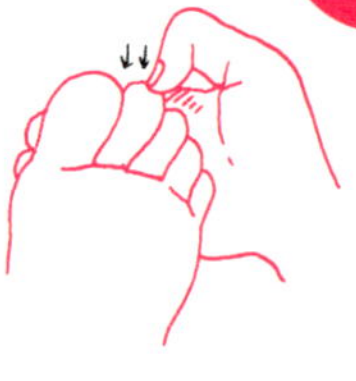

足指の先端を手の第一指の爪などで強く押す。第一趾の爪の横にある反射区も同じように。爪楊枝の先端を使ってもよし。

鼻の機能と働き

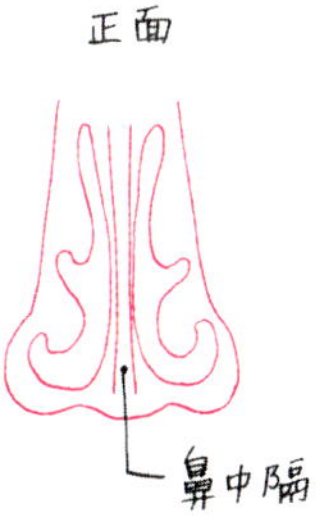

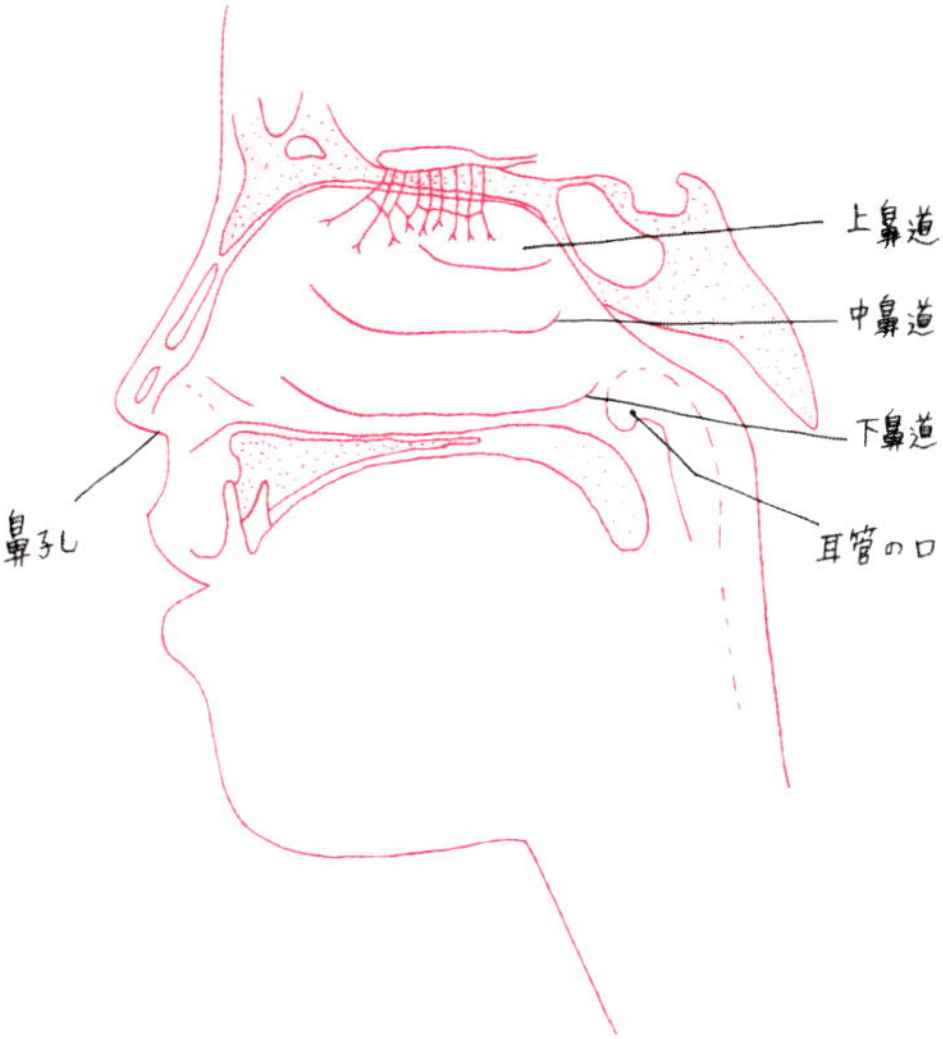

呼吸や匂いを感じ取る感覚器官。鼻腔内で鼻中隔という壁で左右に分かれている。上鼻道に匂いを感じる受容器がある。

鼻の穴は「鼻孔」といい、鼻孔は空気の出入り口で、少し奥には鼻毛《びもう》が生えている。鼻毛は空気と一緒に吸い込んだ塵やホコリを取り除くフィルターの役割になる。また毛細血管が張り巡らされているため、吸い込んだ空気は適温に調節され、肺に送られる。「鼻腔」と呼ばれる鼻の少し奥の空洞部は、鼻中隔《びちゅうかく》という境によって左右に分かれ、少し奥へ行くと鼻甲介という横ヒダによって、上中下と3つの鼻道《びどう》に分けられている。

　鼻孔から入った空気は、勢いがあるため鼻腔の天井に当たり、大部分が上鼻道を通るようになっている。上鼻道に嗅球《きゅうきゅう》と呼ばれる匂いを感じる受容器があり、匂いの分子を知覚し、その情報が嗅神経を通って、大脳皮質の嗅覚野につながり、匂いが判断できるしくみになっている。

足裏からの伝言

鼻だけに、「鼻につく人」にとらわれず、笑い飛ばそう

鼻は顔の真ん中に飛び出ていることから、存在感が大きい器官です。「鼻につく」「鼻持ちならない」という言い方があるように、実際に真正面から自分の鼻を押さえつけられたり、鼻をつままれたり、はじかれたりすると、うざったいですよね！　これに似た違和感、異物感を感じたら、自分の周囲を見回してみて。うざったいと感じる人がいませんか？　ゾーンセラピーから見る「鼻」の精神作用は、まさに「うざったい人が身近にいる」という現れです。

例えば会社の上司。自分の行動に対していちいちケチをつけられているように思う人の場合、足指の先端をツンツンすると痛がるケースが多々あります。とはいうものの、「鼻につく人」は、普通に生活していたら1人や2人くらいは必ずいるものです。この反射区の反応については、真剣に受け取らず、笑い話にして軽く受け流す程度がいいように思います。

　また、鼻がつまる経験もあるかと思いますが、右の鼻づまりは肉体の疲れ、左の鼻づまりは精神的疲労の現れです。鼻は、自分の心と身体のどちらが疲れているのかを教えてくれるのです。鼻は存在感がある割には、違和感を感じるときにしか、意識を向けることはありません。たまには意識して鼻呼吸をし、鼻から息を出したと感じてみましょう。押さえつけられているような感覚は薄れていきます。

　そして、花粉症について、私が残念に思うことは、花粉と聞くだけで忌み嫌うようになってしまった風潮です。本来、花粉は命の源。花粉という命が風に流れているだけです。自然界のエネルギーにアレルギー反応を起こす。つまり受け入れられなくなったことは、寂しいです。すっかり忘れているのに、花粉情報を知ったとたんに、鼻がムズムズ。「大丈夫」と一度自分に言い聞かせてみてください。

カンタン改善法

〈呼吸法　その4〉

呼吸をコントロールする

秒針がはっきり見える時計を用意しましょう。
まず鼻から息を5秒かけて吸い込みます。
口から5秒かけて、息を吐きます。
5秒間隔の呼吸が自然に続けられるくらい、
スムーズにできるようになったら、
10秒、15秒、20秒、25秒と間隔を
延ばしていきます。
呼吸は、
唯一自分でコントロールできることです。

呼吸は自分を映す鏡みたいなもの。
焦っているときには、浅くて短い。
安心していると、深くて長い呼吸になったりします。
呼吸をコントロールできると、
自分の心もハンドリングしやすくなります。
横になって仰向けでも、座った姿勢でもいいので、
ラクに呼吸ができる姿勢で試してみてください。

心臓と脾臓

ポンプと濾過
血液に関連した臓器

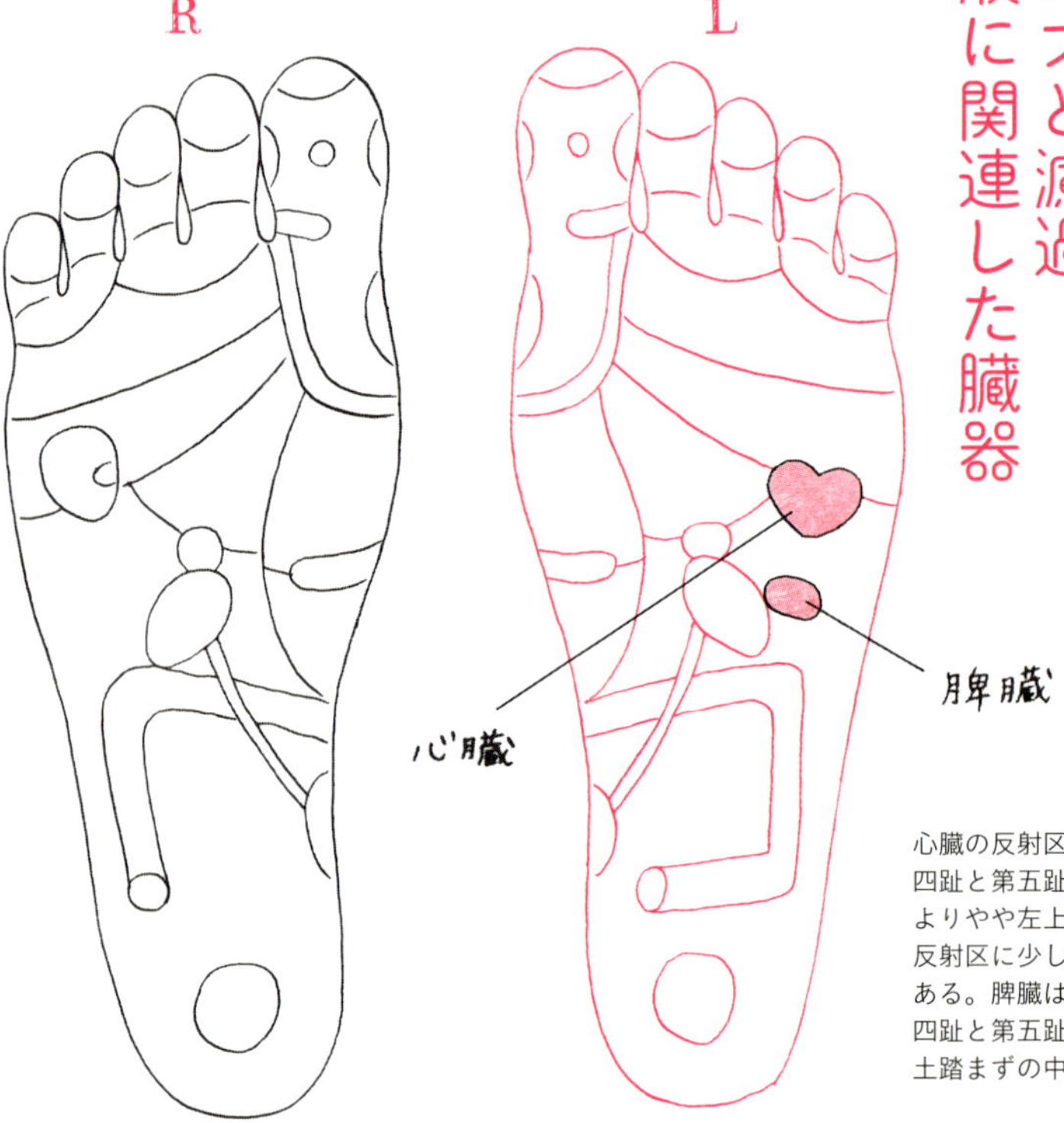

心臓の反射区は、左足の第四趾と第五趾の間、真ん中よりやや左上あたり、肺の反射区に少し重なり深部にある。脾臓は同じく左足第四趾と第五趾の間を下りて土踏まずの中央あたり。

足のもみ方

心臓／左足。心臓の反射区を手の第二指の関節を使って、1点をじっくり押す。

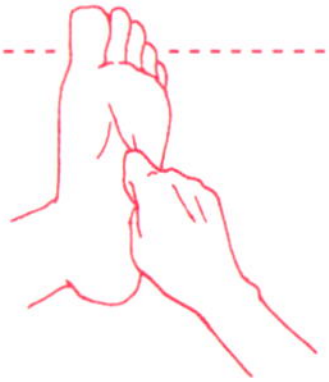

脾臓／左足。脾臓の反射区を手の第二指の関節を使って、しっかり刺激を与えるように1点をじっくり押す。

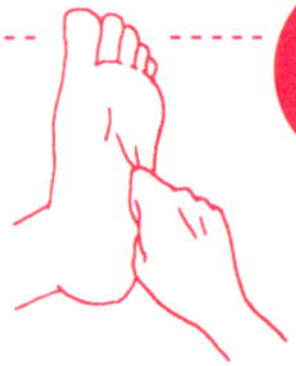

心臓と脾臓の機能と働き

心臓と脾臓

ポンプと濾過
血液に関連した臓器

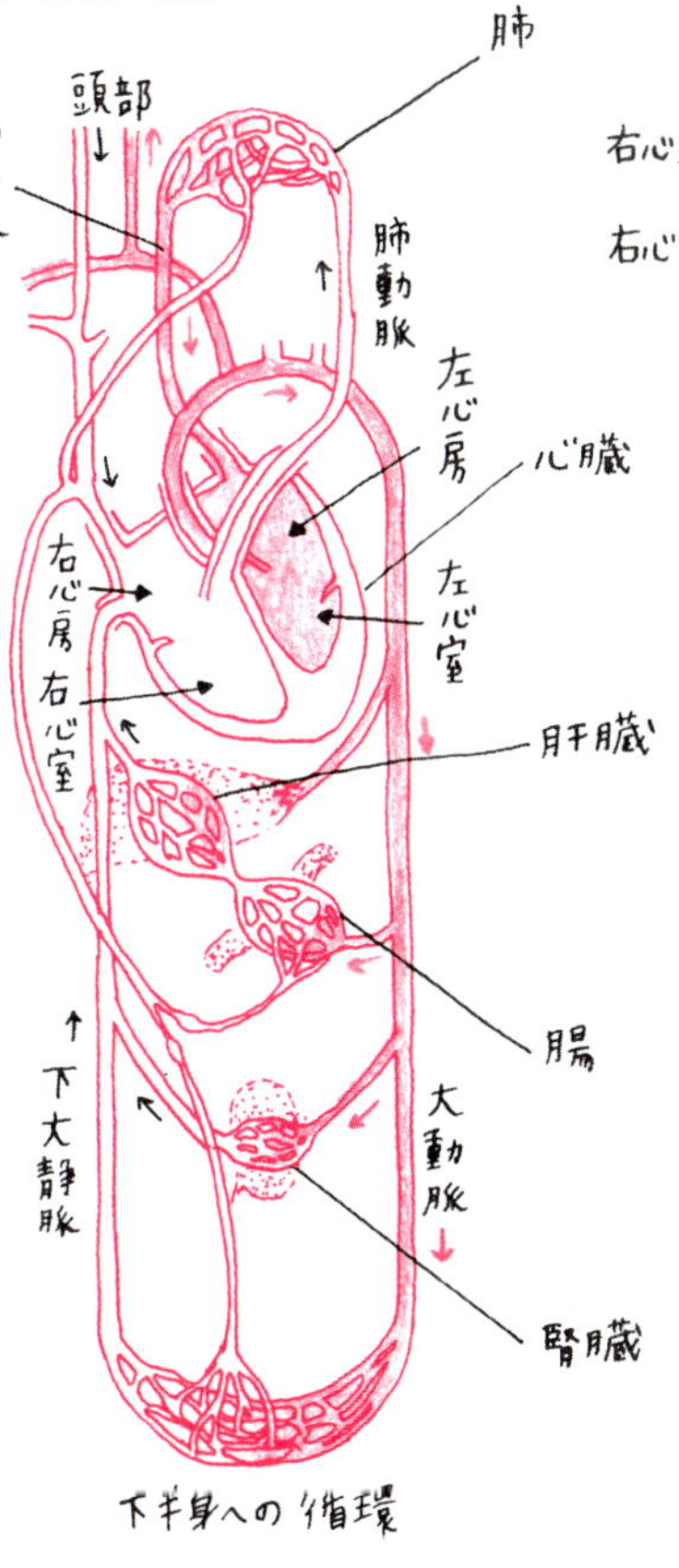

心臓は胸の中央に位置し、血液を全身に送るポンプの役割がある。脾臓は左上腹部、左側が腎臓と接し前方は胃と接している位置。血液を濾過したり、リンパ球をつくる役割がある。

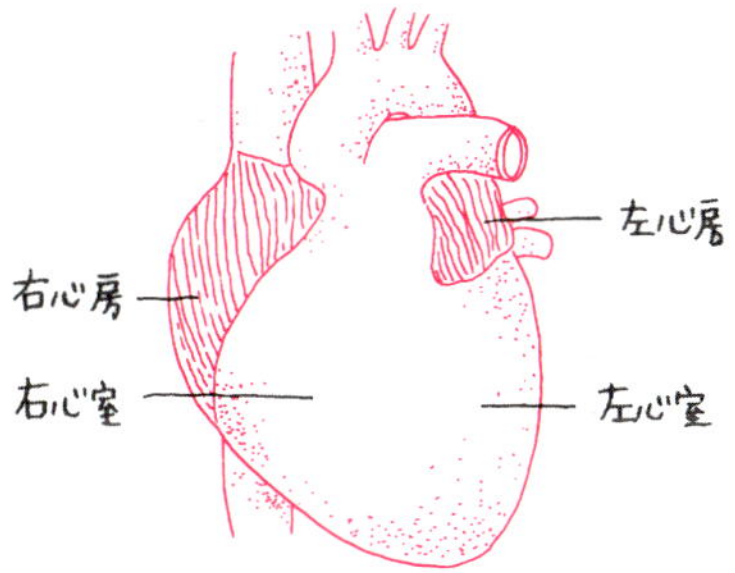

心臓は、重さ約300gで、握りこぶし大のサイズで、最も重要な臓器のため身体の深部にある。役割は、全身に血液が巡るように送り出すポンプ。全身から送られてきた血液を肺に送り、肺から送られてきた血液を全身に送る働きがある。心臓は中隔という壁で左右に分かれ、上に心房、下に心室と4つに分かれている。体の老廃物などが入った静脈血が、上半身は上大静脈によって、下半身は下大静脈によって運ばれる。この静脈血は右心房→右心室→肺で新しい酸素が入った動脈血→左心房→左心室→大動脈によって全身へと流れる。心臓から出る血液の量は、1分間に3.6〜5.8ℓといわれている。

脾臓は血液を濾過して古くなった血球を処理するという働きの他に、体を守る防御システムでもあるリンパ球をつくる。

「喜び」を全身に流す心臓 自分自身、喜んでいますか？

ゾーンセラピーでは、血液は「喜び」を意味しています。東洋医学的には「心」が喜びを表しています。心臓が送り出す血液は「喜び」であり、血流は全身に喜びを運んでくれるものと捉えています。送り出すもとのポンプが心臓です。とても大切な臓器なので、骨や筋肉に守られ、身体の深部にあります。

血液そのものが流れていないと生きていけないのですが、ポンプという働きのみで心臓の役割は、実にシンプルです。腸の消化吸収活動、膵臓の2役などに比べると単純な働きの分、心臓にはちょっと卑屈になりやすいイメージがあります。

こうした心臓の反射区に反応が現れる人は、往々にして自己犠牲を厭わずにやれてしまうケースが、私の経験上、多くありました。誰かのために、何かのためにがんばって生きている。自分を度外視してまで尽くしてしまう人。――こういう人には、自分自身のことがおろそかになる傾向があります。例えば恋愛。本来は相手のことが大好きで、自分が嬉しく喜べるものなのに、気づくと、相手に喜んでもらいたくて、本来の自分を放っておいて、尽くすことにがんばってしまっている。自分がいて、相手がいるという構図なのに、「この人がいるから私がいる」と逆転してしまう。自分自身のために生きていないで、「心血を注ぐ」のが自分以外のためだと、心臓に負担がかかってきます。

脾臓の反射区から精神作用を読み取ることはほとんどしませんが、血液を処理する脾臓の働きが鈍ると、血液中の成分バランスが崩れます。ゾーンセラピーでは、血液を全身に「喜び」を運ぶものと見なしているので、血液成分の乱れ＝自分自身が混乱していると読みます。つまり自分自身のことがわからなくなっているということです。選択肢がたくさんありすぎてわからないというふうに見えます。

カンタン改善法

身体の中の音に耳を澄ます

うつ伏せで、左横を向いて、右耳を下にして
横になりましょう。
心臓が「ドクドク」という音が聞こえてきます。
(本当は脈打つ音ですが)
鼓動だけを聞くように、音に集中してください。
一つの音に意識を集中させると、
意外にも、さまざまな他の音も耳に入ってきます。
他の音に惑わされず、
鼓動だけに集中してください。
すると自分の中から聞こえる音と、
自分の外から聞こえる音の違いに気づきます。
その違いに気づくのには、時間がかかりますが、
自ずと聞き分けられるようになります。
自分の中の音だけに集中できる人は、
他人の意見に振り回されていない人。
自分の中の音に耳を澄ませられるようになると、
自分にとって、何が本当に必要なのかが、
わかるようになります。

肝臓と胆のう

年中無休の無口な働きもの

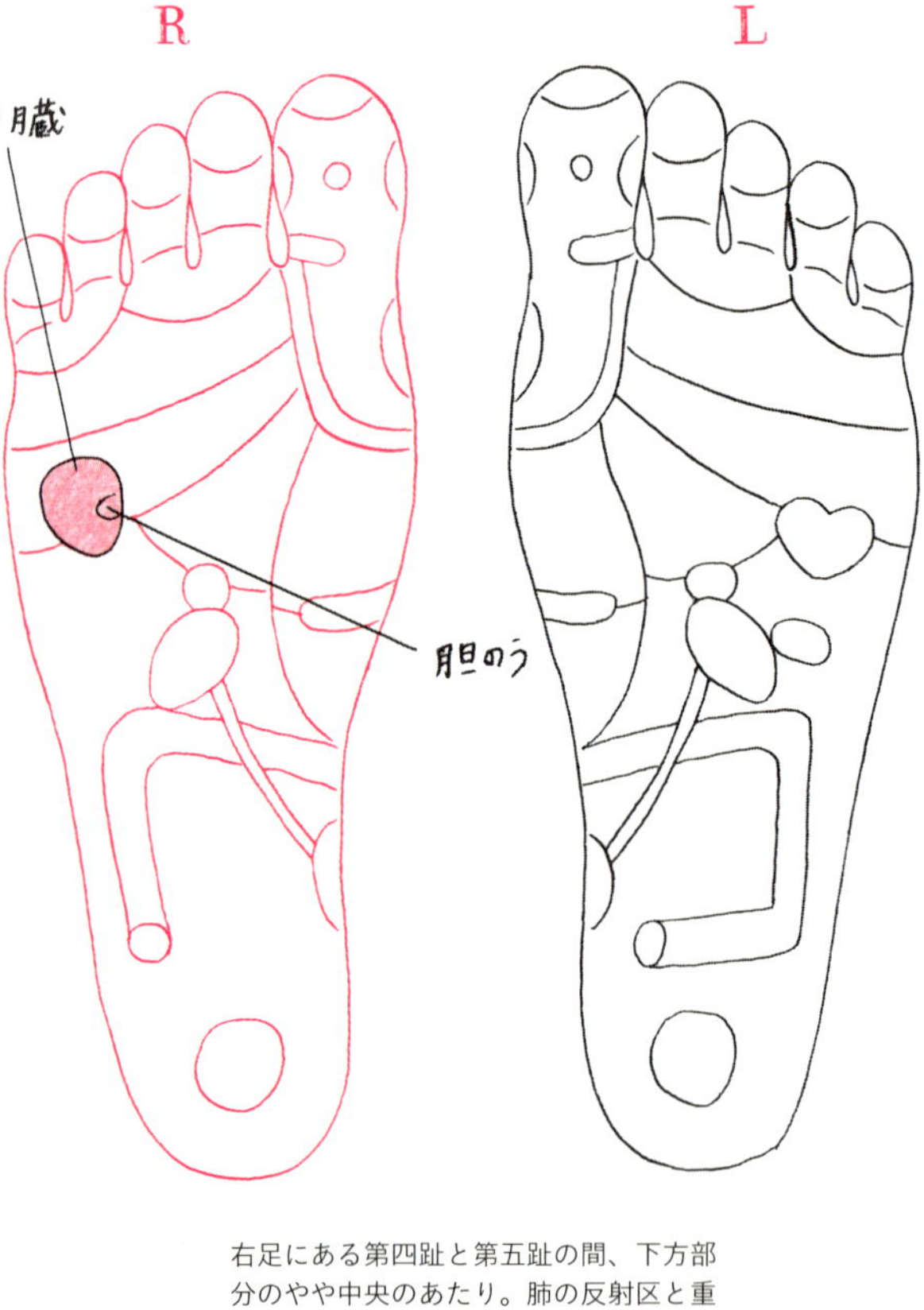

右足にある第四趾と第五趾の間、下方部分のやや中央のあたり。肺の反射区と重なる。胆のうは肝臓の反射区内にある。

足のもみ方

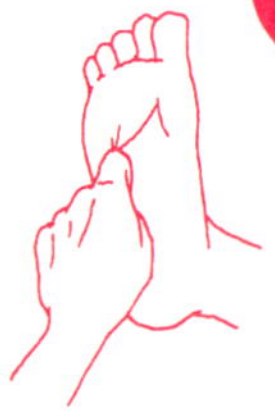

手の第二指の関節を使って、1点をじっくり押す(胆のうの反射区は肝臓の反射区に含まれるので同時刺激となる)。

肝臓と胆のう

年中無休の無口な働きもの

肝臓と胆のうの機能と働き

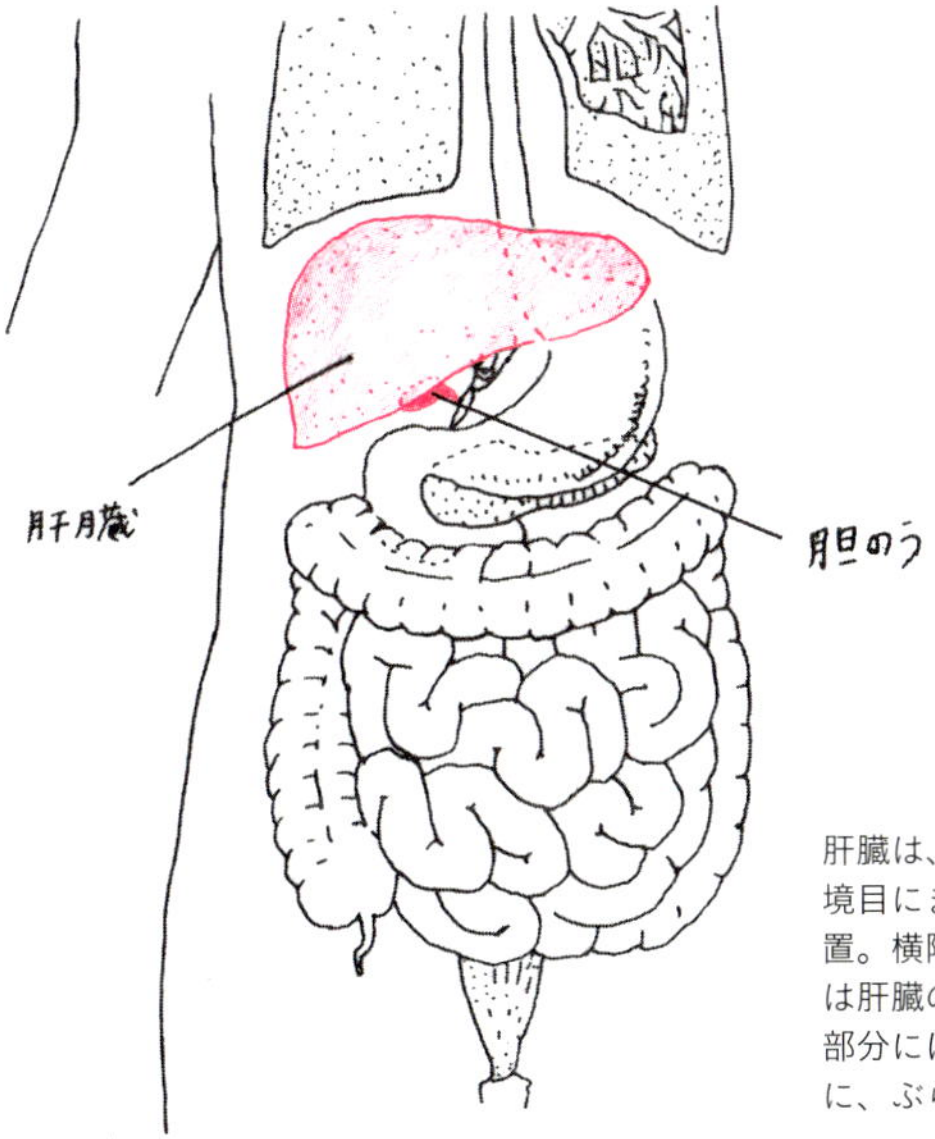

肝臓は、胸部と腹部との境目にまたがるように位置。横隔膜の下。胆のうは肝臓の裏側、へこんだ部分にはめ込まれるように、ぶら下がっている。

肝臓には、生体を維持する上で心臓と並んでとくに重要な役割がある。サイズも人体の中で一番大きく、重さも1200gある。働きもさまざまで、まず腸内の浄化、消化を助ける働きのある胆汁をつくり、胆のうへ送る。グリコーゲンやタンパク質、脂質に合成し、貯蔵する。そして必要に応じて分解し、エネルギー源として血液中に送り出す。加えて、アルコールやニコチン、薬などの消化の過程でつくられるアンモニアなど、身体の内外からくる有害物質を分解し解毒する。

胆のうは、十二指腸に送られた脂肪の消化吸収には欠かせない胆汁を貯蔵する役割。胆汁は肝臓でつくられ、胆のうへ送られる。

足裏からの伝言

働きすぎは、イライラのもと ちゃんと休ませてあげて

肝臓は多機能でありながら、「沈黙の臓器」といわれています。他の臓器は痛みや下痢・便秘など症状を現すのに対して、肝臓は無口です。しかも悪いところを手術などで切り取られると、細胞分裂をしてもとに戻るのです。肝臓は休みなく働いている臓器です。例えるなら会社勤務で、文句も言えず、休み返上で働かされている感じ。イライラし、いつしか怒りになるはずです。お酒や薬の過度の摂取、暴飲暴食は肝臓に負担をかけます。また食事の時間も肝臓に影響を与えます。寝る前に食事をすると、ちょうど身体が休んでいる間に、肝臓だけが働かなければならない状態になります（胃腸での消化吸収の後に、肝臓が動くという順番です）。11時過ぎに食べて寝ると、夜中2時頃目が覚めるということを繰り返している人がいました。それは、「自分だけに仕事をさせて！」という肝臓からのメッセージなのではないかと思います。ですから食事の時間を改めることを勧めました（原因は寝る前の食事だけとは限りませんが、この場合は改善しました）。

肝臓の身になってみると、怒って当然ですよね。肝臓の機能が低下すると、人は怒りっぽく、イライラしがちになるケースを多く見てきました。肝臓の反射区に反応する人は、肝臓に意識を向けてください。お酒の量が多いと感じているなら、休肝日をつくって休ませましょう。

胆のうは脂肪分解を助ける胆汁を溜めておく臓器。機能が低下すると、脂肪分解がしにくくなります。「脂肪＝自分の守り」と私は考えるので、胆のう機能の低下は脂肪を溜めやすくし、守りの態勢をさらに強くすると見ます。けれど守りも、場合によると単なるつまらないプライドということもあります。

自分自身が「肉体」という会社のトップならば、すべての社員「臓器や器官」がスムーズに働けることを心がけてください。

カンタン改善法

ゆらぐ炎を見つめて、己を冷静に

イライラしたり、怒りが溜まっているときは、
自分のアタマの中はグチャグチャになっています。
そういうときは、
ロウソクの炎を見つめてみましょう。
炎のゆらぎだけに意識を向けていると、
他のことを考えたり、
違う方向に意識が向いていることに
だんだん気づきます。
他のことを考えていると、ロウソクの炎が揺れるので、
気づきやすいのです。
炎をひたすら見つめ、
一度アタマの中をリセットする。
こうしているうちに
イライラも怒りも落ち着いてきて、
冷静になれます。すると、
解決のヒントがひらめくかも。

リンパ

身体にとって必要なもの、不要なものを見極める

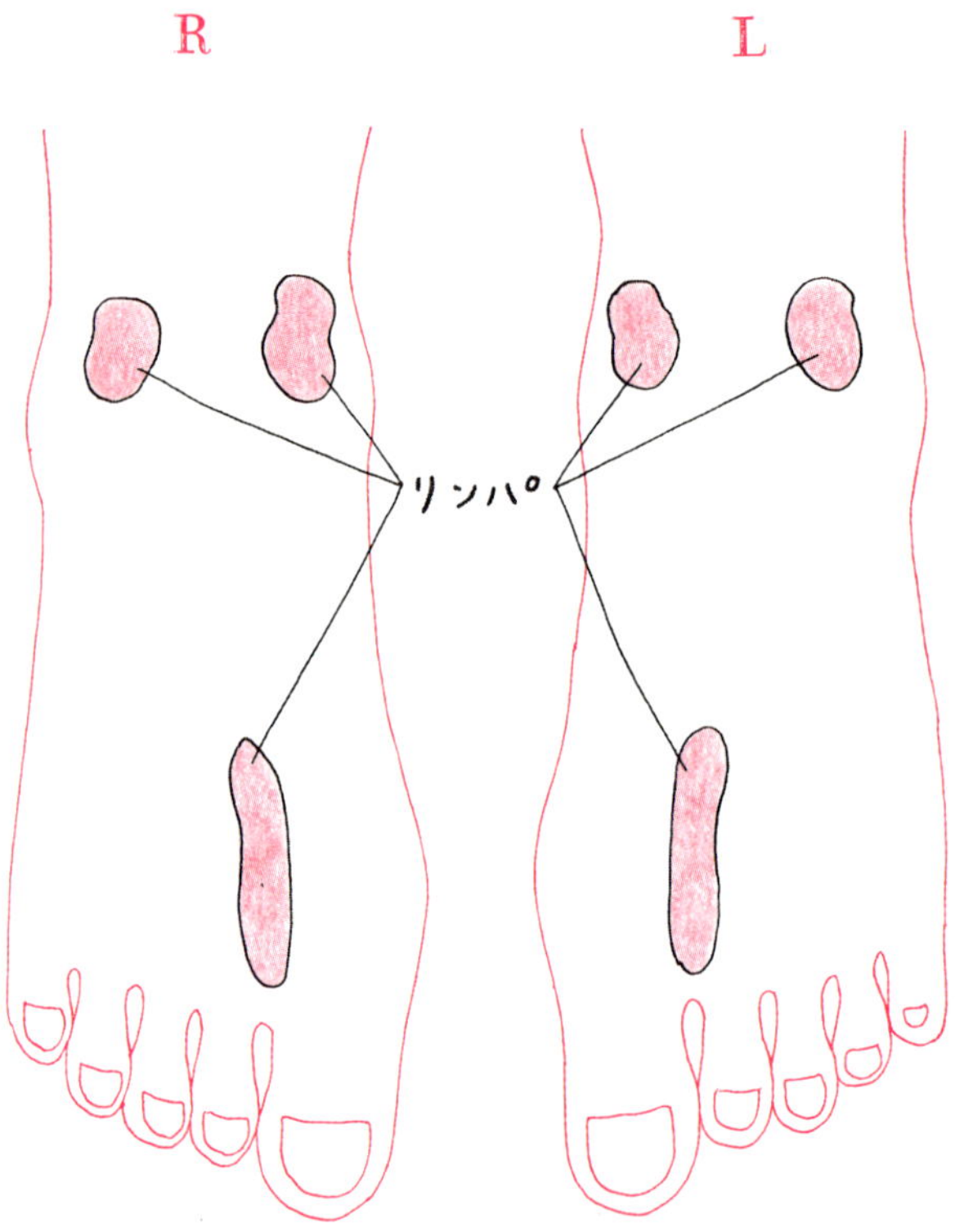

両足の甲から足首にかけて、3カ所に分布。

足のもみ方

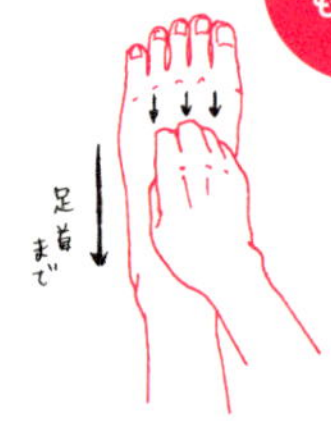

手を握って、4本の指の関節で手前に引くように、甲をまんべんなく強めにゴシゴシこする。

リンパの機能と働き

血管と同じように全身に流れているリンパ管には、無色透明のリンパ液が流れている。リンパ管は動脈や静脈に沿ってあり、体の末端にいくほどに細くなり、毛細リンパ管までなると、網の目のようにつながり合う。リンパ管が合流する部分をリンパ節と呼ぶ。目に見えない小さいものから豆粒大まで、さまざまなサイズがある。リンパ節には、リンパ液が入る管と出る管があり、集まってきたリンパ液を濾過、病原体や毒素、異物、有害物質を取り除き、全身に感染が広がらないように守っている。リンパ液の成分であるリンパ球は、リンパ管と血管を行き来し、一度対抗したウィルスや細菌の性質を記憶。同じものが再度入ってきたときは抗体をつくって体を守る。リンパ球には寿命があり、この記憶は次のリンパ球に引き継がれる。

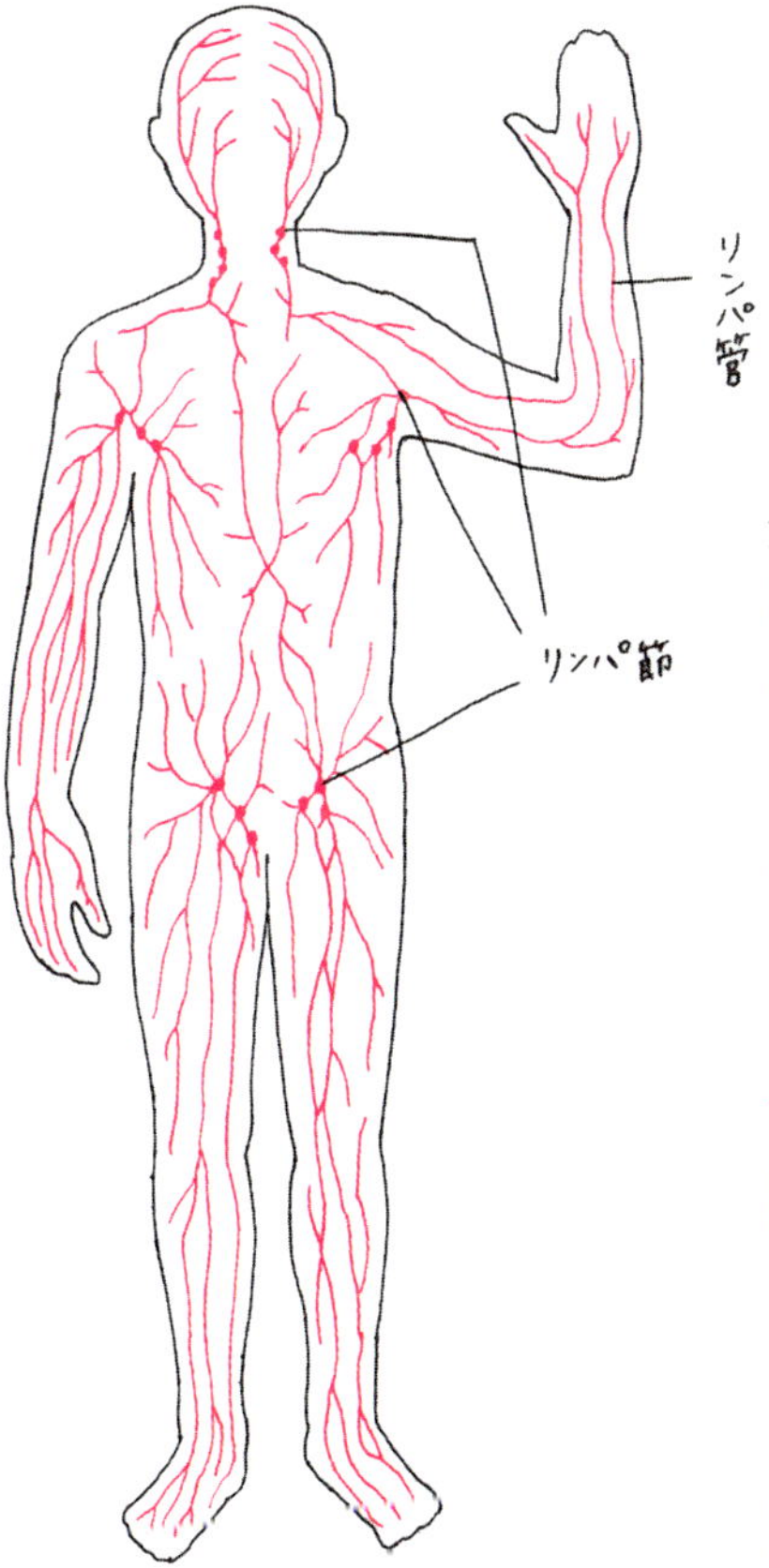

リンパ管は血管に沿い全身に巡る。リンパ節は主に首の付け根、脇の下、ももの付け根など。全部で約800カ所ある。

私を守るために〝私を見極める〟

足裏の反射区もだいたい一巡し、ここからは足の甲やかかとなどにある反射区の話になります。

私たちの肉体は、いつもウィルスや細菌に触れている状態。でも体内に入った菌が体に悪さをしないのは、リンパ系の働きのおかげです。リンパ系には、管、節、液、球があります。リンパ液の成分であるリンパ球には骨髄でつくられ、成長していくものと、胸の真ん中あたりにある胸腺という器官で、働きを教えられ成長していくものとがあります。働きというのは、自分の身体にとって必要なものと不要なものを見極めることです。胸腺でつくられたリンパ球は、体内にある不要な細胞（例えばがん細胞）や菌やウィルスを見つけ出し、骨髄のリンパ球と協力してやっつけるのです。

風邪をひいたとき、首の付け根や左右のアゴの下あたりを押すと痛いといった経験があると思います。これがリンパが作用しているということなのです。

また、マンガなどでよく見かける胸のあたりの♥マークは、あながち虚像ではないと思います。この部分、恋をするとドキドキするところでもあります。好きになると相手のことしか目に入らずに理性を失い、分別がなくなることを「恋は盲目」と表現しますが、まさにその通りです。リンパの反射区に反応が現れるようなら、相手が本当に自分にとって必要か不要かを見極めましょう。恋愛をして、相手に夢中になるがあまり、相手に依存してしまうのはあまり健全な恋愛とはいえないのでは？

誰かを好きなときは、自分のことも好きで、ちゃんと自分に自信があるものです。誰かを大切にしたいと思っているときは、自分自身も大切にしています。

リンパ系の反射区からのメッセージは、〝自分自身の本質を見極めろ〟です。必要なものはしっかり受け入れる。そして不要なものは排除できる健全な肉体と精神、強さを持ちましょう。

カンタン改善法

トキメく!!

恋人、夫婦などパートナーがいる人は、
手を握って見つめ合いましょう。
長い付き合いで、マンネリ化している二人は、
今さら照れくさいかもしれませんが、
改めてやってみると、
意外とドキドキしてしまうものです。
このドキドキがホルモンを活性化してくれます。
このトキメキは、
ホルモン分泌へのビタミン剤とイメージしてください。
相手を大事にしたいと思うのと同じくらい自分を
大切にしようという気持ちが生まれます。
相手がいない！　という人は、友だちでもＯＫ。
会ったときに必ず、お互いをホメること。
これを約束しましょう。
「今日、かわいいね」「やせたね〜」など、
嬉しくなる言葉、ホメられることが、
ドキドキに代わるビタミン剤になります。

腕

引き寄せる、放す動き

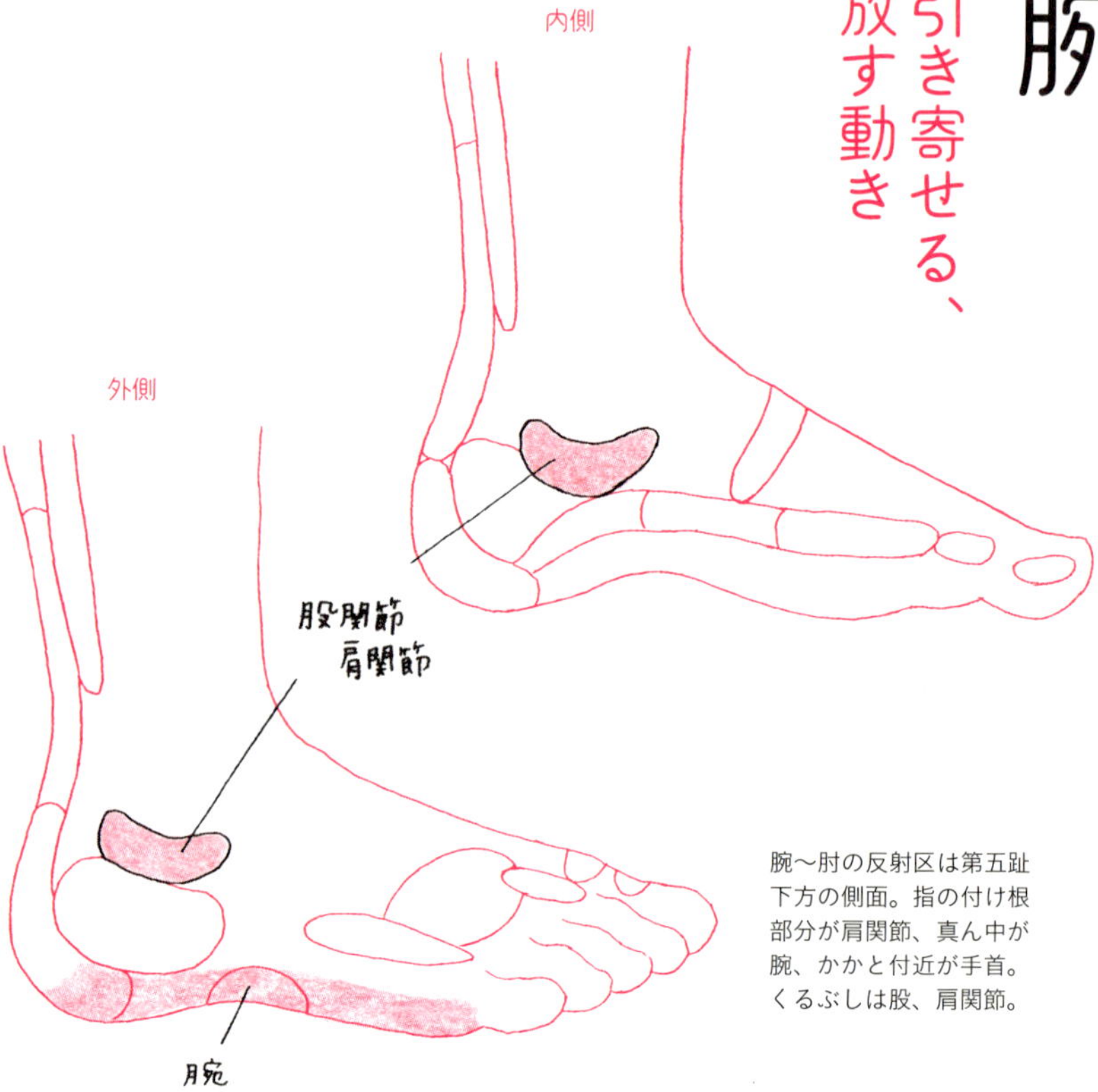

腕〜肘の反射区は第五趾下方の側面。指の付け根部分が肩関節、真ん中が腕、かかと付近が手首。くるぶしは股、肩関節。

足のもみ方

腕〜肘／第五趾側の足裏との境あたりを、軽く握った手の指の関節を当て、上から流すようにこする。

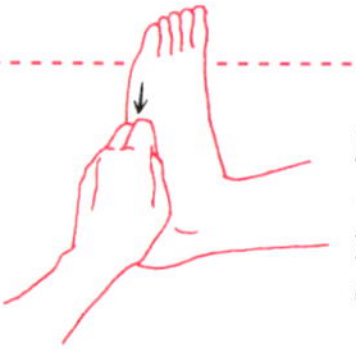

肩関節、股関節／足のくるぶしは、関節の反射区。第一指を使ってくるぶしの周りをさする。

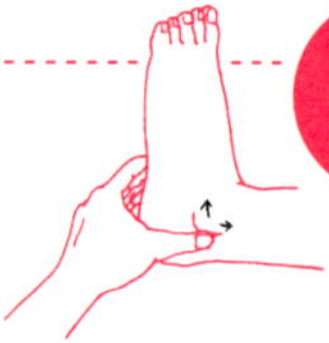

腕の機能と働き

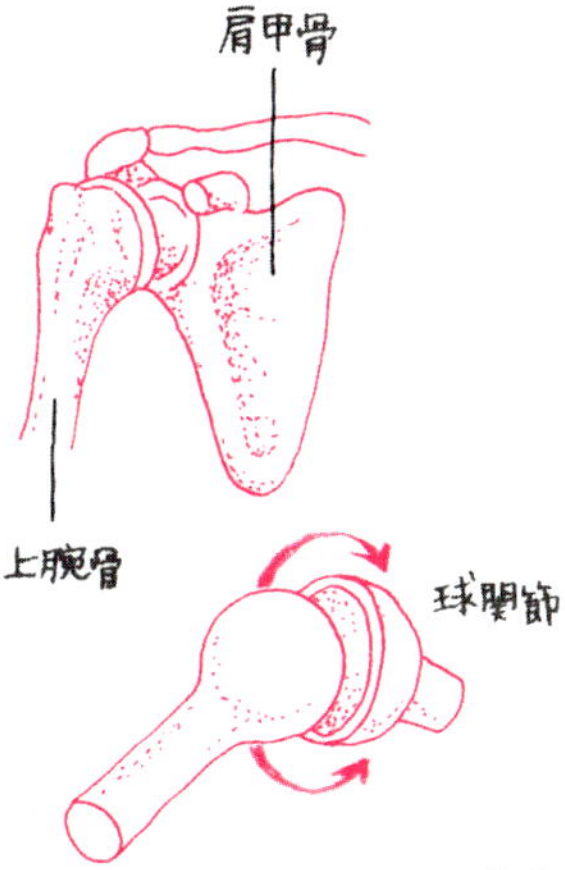

肩関節は球関節と呼ばれるタイプ。2つの骨のつなぎが、丸い先端の骨がカップ状のくぼみに入る感じになる。

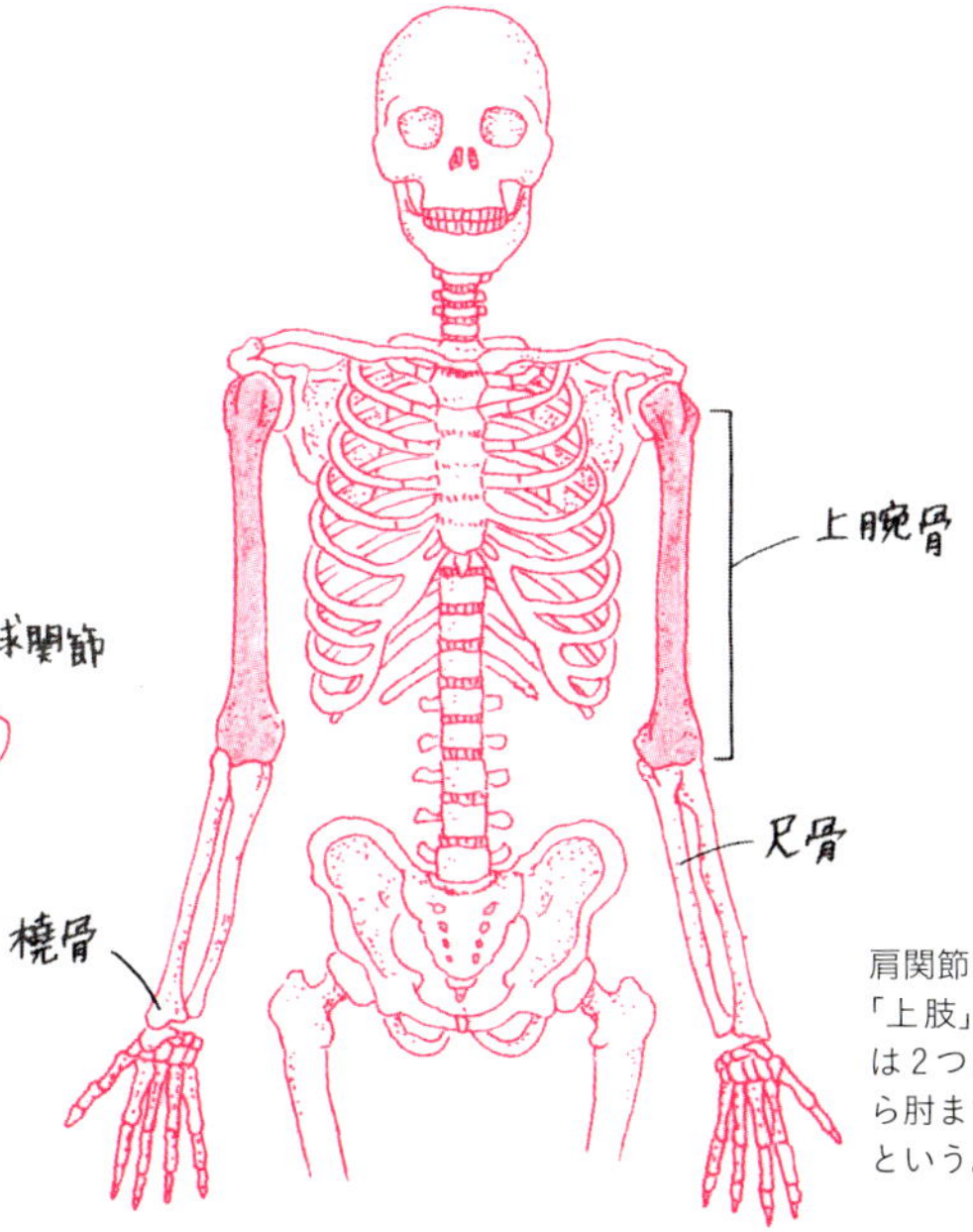

肩関節から伸びた腕を「上肢」という。上肢は2つに分かれ、肩から肘までを「上腕骨」という。

肩関節から伸びた腕を「上肢《じょうし》」という。上肢は肩から肘までの「上腕骨」と、肘から手首までの2本の骨、「橈骨《とうこつ》」と「尺骨《しゃっこつ》」の2部構成になっている。肩にある肩甲骨と上腕骨をつなぐ部分＝肩関節は、球関節になっており、360度いろいろな方向に自由に動かせる関節になっている。

腕の筋肉は、肩関節を覆っている三角筋、上腕骨から腕の前部分にあたる上腕二頭筋（ポパイの力こぶにあたる部分）と、後ろ側につく上腕三頭筋（フヨフヨが気になる二の腕部分）などによって構成される。肩にある三角筋は、腕を前や後ろ、外側に上げる運動時に、上腕二頭筋は、腕を曲げる、重いものを持ち上げるといった働きをする。上腕三頭筋は、腕の伸ばすときに働く。

腕は、相手との距離感を計る目安に

ここは足裏との境目、足の内側・外側にある反射区です。足の外側、小指からくるぶしにかけての側面が腕の反射区になります。

腕は、日頃よく使っているので意外とこっている場所なので、パソコンのやりすぎ、重いものを持ち続けたりした筋肉疲労、ストレスのある場合などに、反射区に反応が現れます。

腕を胸の前で組むのは、相手に対する拒絶（自分を守ろうとしている）を表しているなどと、腕の動作から一般的な心理状態を見ることもあります。また人間には、「囲気《いき》」という、自分の領域のようなものがあります。心理学用語ではパーソナル・スペースといわれるものです。これはだいたい自分の両腕を伸ばした範囲です。この範囲に入ってこられると、知らない人だとかなり不快な気分になりますね。少し混んだエレベーターなど、わずかに近い距離に知らない人がいると、妙に落ち着かない気分になると思います。ところが、親しい人ほどこの囲気内に入ってきてほしい、入りたいと思います。好きな人を抱きしめる、抱きしめられる、赤ちゃんを抱くなど、腕を使って自分に近づけることが、気持ちよくさえあります。

どうやら腕は、自分と人との距離感を表しているように思えます。反射区に反応が出る、あるいは実際に二の腕がパンパンに張っているという人は、自分で状況をコントロールできずに、距離の計り方で混乱していることが多いです。あまりにも腕がパンパンのお客さんがいたので、聞くと、恋人と別れたいのに、情か惰性かでズルズル別れられずにいると言います。この人の場合、相手にコントロールされた距離の置き方というより、自分で自分を縛っているという感じでした。

人との距離感をじょうずに保てるように、腕の力は抜いておきたいものです。

カンタン改善法

〈「アリガトウゴザイマス」その3〉

手をもみほぐして、やわらかく

手は第2の脳といわれています。

思考でアタマがいっぱいになっているときは、手からじょうずに邪気を抜くことができずに、肩や首のこりを呼び起こしているのです。

「アリガトウゴザイマス」と手に言いながら、掌、指1本1本を、もみほぐしていきましょう。

手の指は、1本ずつ違ったエネルギーが集まるところです。

曲げたり、引っ張ったりしながら、余計なエネルギーを出してしまいましょう。

- 親指は自分自身を表すエネルギー
- 人さし指は人生の方向性を表すエネルギー
- 中指は生活、経済面での自立を表すエネルギー
- 左の薬指は心（ハート）、右の薬指は自分自身の意志を表すエネルギー
- 小指は人とのつながりを表すエネルギー

背骨

身体の柱＝背骨
支え、衝撃吸収の役割

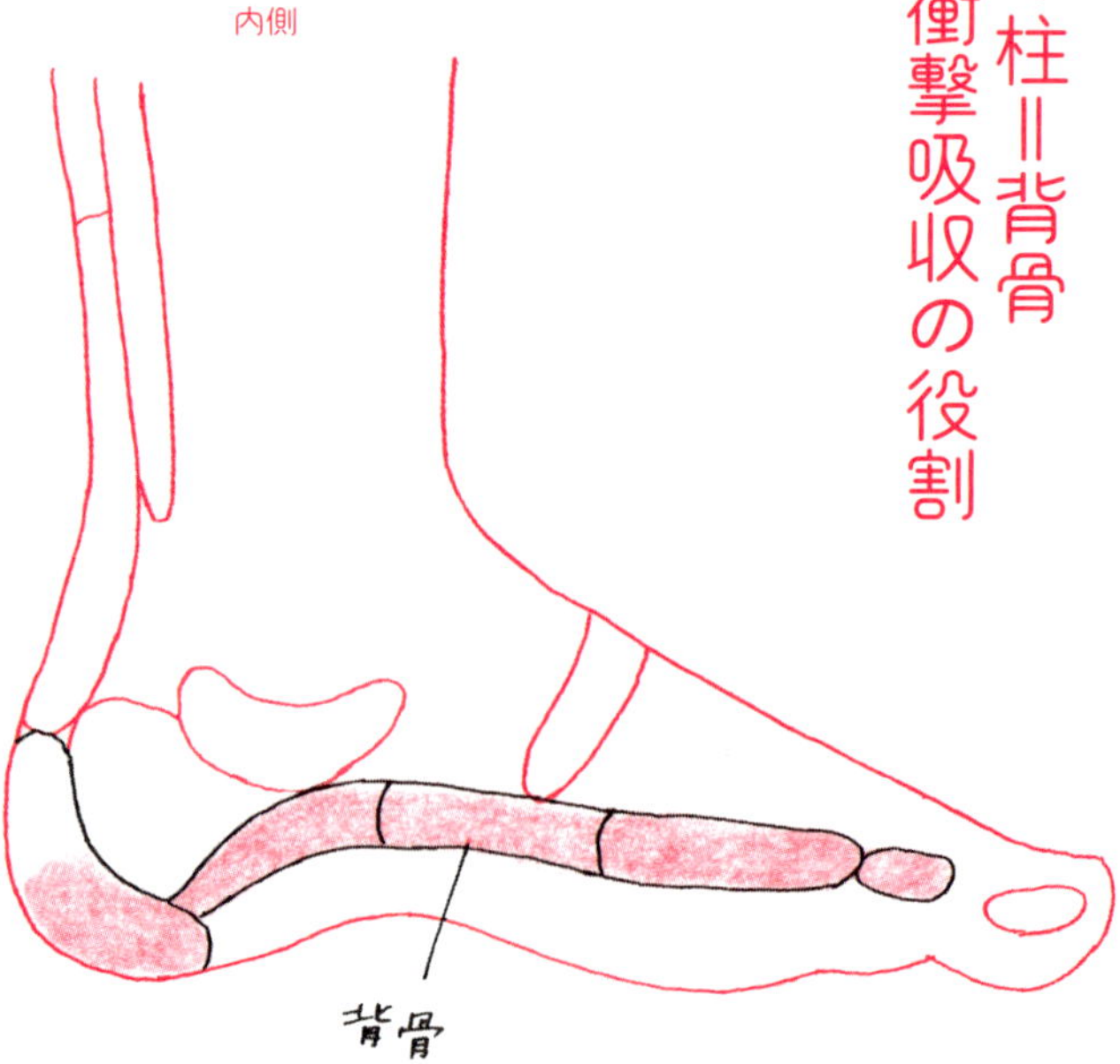

足の内側の側面部分。第一趾の付け根部分が頸椎、母指球のあたりが胸椎、アーチを描く部分が腰椎、かかとに向かって仙骨、尾骨という反射区。

足のもみ方

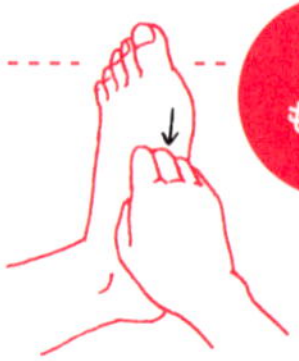

手を軽く握り、指の関節を第一趾側の側面に当て上から順に下に向かってこすっていく。最後はちゃんと止める。

背骨の機能と働き

背骨

身体の柱＝背骨
支え、衝撃吸収の役割

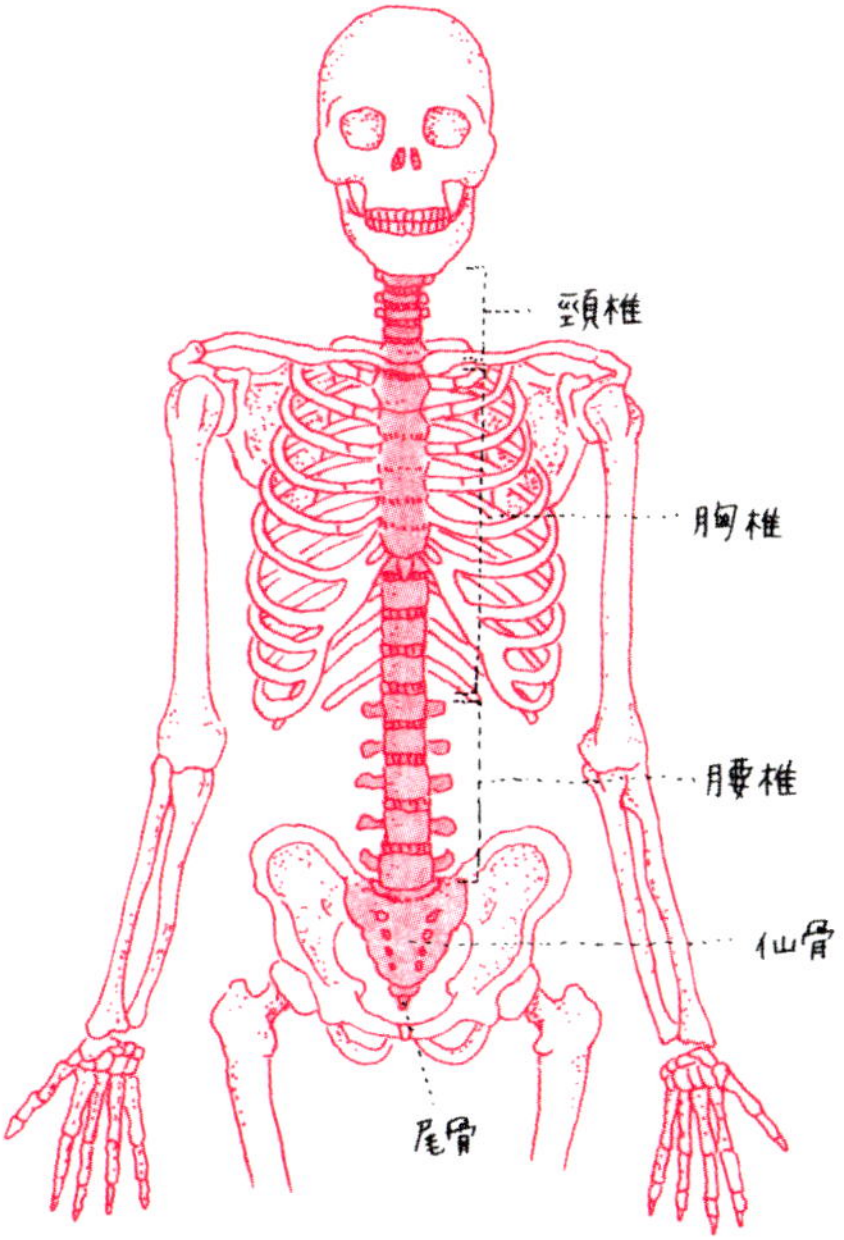

背骨は正式には脊柱といい、体の柱として全身の骨格の中で最も重要。脊柱は１本の骨ではなく、小さなリング状の骨が連なっている。

背骨は小さなリング状の椎骨《ついこつ》が連なってできている。上から、首にあたる部分を「頸椎《けいつい》」といい、7個ある。次に12個連なっている部分が「胸椎《きょうつい》」で、胸と上半身にあたる。そして腰にあたる部分を「腰椎《ようつい》」といい5個ある。さらにお尻のくぼみ（キューピー人形のお尻に見られる2つのくぼみ）部分が「仙骨《せんこつ》」、お尻の底に「尾骨《びこつ》」がある。

背骨は、立つ、座る、歩くなどの動作のときに上半身の重さを支え、歩いたり走ったりするときに、地面から受ける衝撃を吸収し、脳に直接及ばないようにしている。

リング状の中には太い神経ケーブルともいえる脊髄が流れており、脳と身体の各部をつないでいる。背骨は脊髄を守るようにある。

人生を支える背骨 各椎骨が示すこと

背骨は、建物でいうと鉄筋の役割です。鉄筋がしっかりしていないと、建物が崩れてしまうように、人の背中も歪んでいると、人生のバランスが崩れてしまうと思います。

こうした背骨の役割から人生に対する意識が投影されているように思います。足の側面にある、背骨の反射区、指の付け根あたりの頸椎（首の骨）の反射区が痛いとか違和感を感じるような場合、現実、ありのままの自分を受け入れられずにかたくなな頑固さを貫き通してはいませんか？　頑固な人ほど首が固かったりします。

胸椎（背中の真ん中あたり）の反応は、幼い頃の影響によって情緒不安定なところがある場合に出ることが多いです。

腰が痛いという人は多いかと思いますが、腰椎は、上半身の体重を受け止めている部分でもあることから、ことをがんばって受け入れてオーバーワーク気味のとき。しかも「世のため、人のためにがんばっている私」を認めながらも、「自分は正しいの？」と疑問に思ったり迷ったりしているとき。偽善者ぶっている？　という思いから、自分を責め、罪悪感を持っていることもあるようです。ただ腰痛は、婦人科系の疾患や便秘などの腸の問題で痛くなることもあるので、ここでは、あくまでも反射区からの読み取りです。

かかとに近くなった部分、仙骨や尾骨の反射区の反応は、未来に対する不安感と読み取ります。仙骨や尾骨は骨盤とつながり、骨盤は股関節を連結部分にして、足の動きが伝わる部位です。前に足を踏み出す＝未来という視点でいうと、足を前に踏み出せないのは未来に対して不安があるということです。

背骨は普段の姿勢や身体の癖、職業的に強制される姿勢（立ちっぱなし、座りっぱなし）などで、その精神作用に当てはまらない場合もあることを付け加えておきます。

カンタン改善法

当たり前の生活を大切にする

これまでのカウンセリング経験からいうと、
仕事やお金、人間関係がグチャグチャな人ほど、
当たり前の、自分の生活がきちんとできていないようでした。
大切なのは、
1、食べる　2、寝る　3、遊ぶ
4、働く　5、学ぶ
の順番。この中で一番難しいのは、3、遊ぶ　です。
遊ぶといっても、ただ遊ぶのではなくて、
自分のハートがしたいことをするのです。
何でもいいのですが、
何か集中して入り込めることで遊べるといいですね。

食べるときは「いただきます」。
食べている間は、食べることに意識を向ける。
「おいしい」と思う。
食べ終わったら、「おいしかった。ごちそうさま」と、
きちんと終わらせる。
ささいなことですが、日常生活をちゃんと送ることが、
人生全体のリズムを取ることにつながります。

生殖器

新しい生命を生み出す臓器

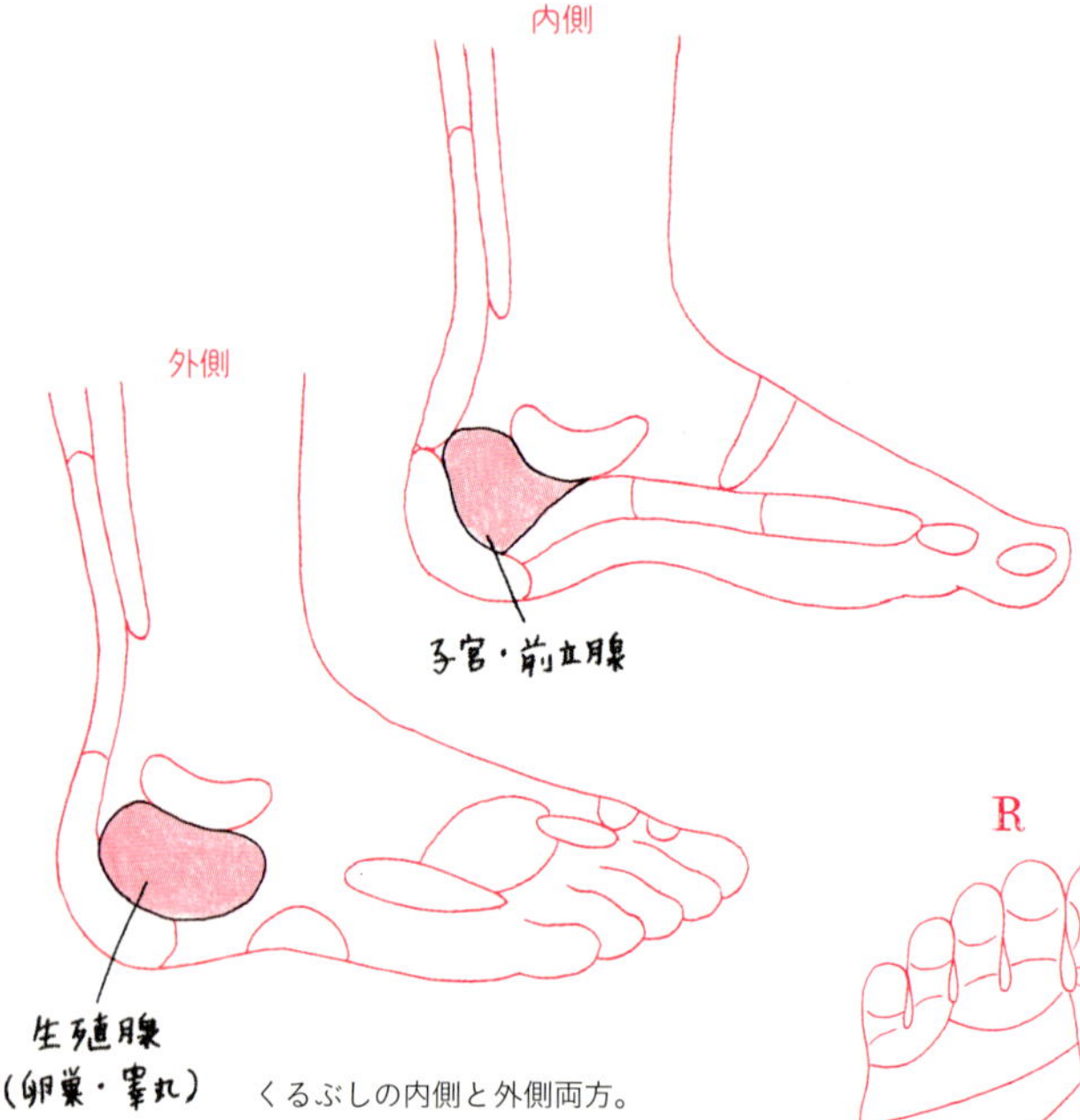

くるぶしの内側と外側両方。

足のもみ方

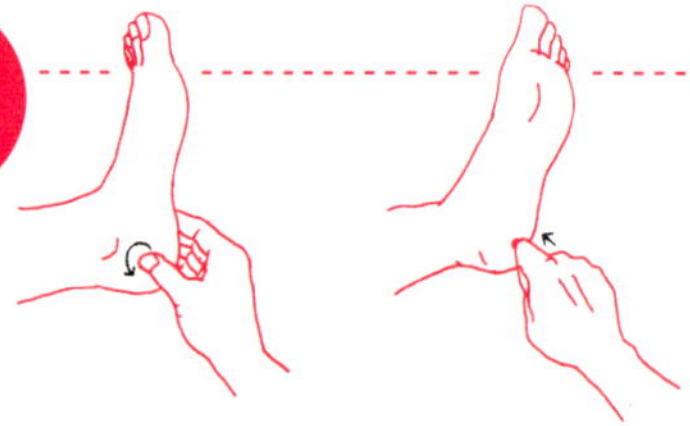

子宮・前立腺、卵巣・睾丸／かかとの内側、外側ともに、親指の腹で円を描くようにこすり、刺激する。

卵巣・睾丸／足裏、かかとの中央部分を第二指の関節を使って強めに1点押しする。

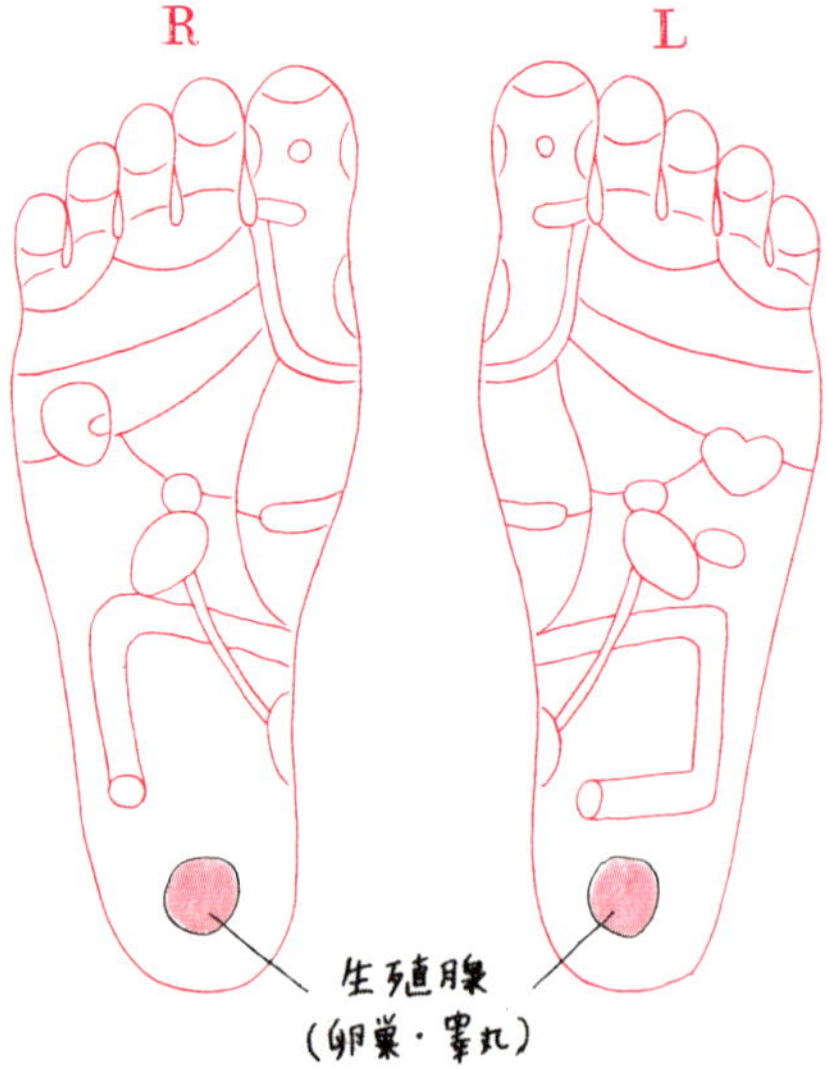

足裏、かかとの中央部分。

生殖器の機能と働き

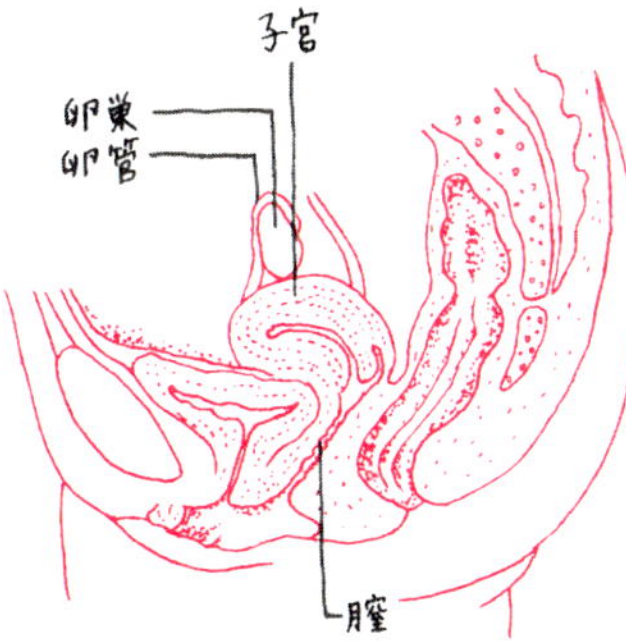

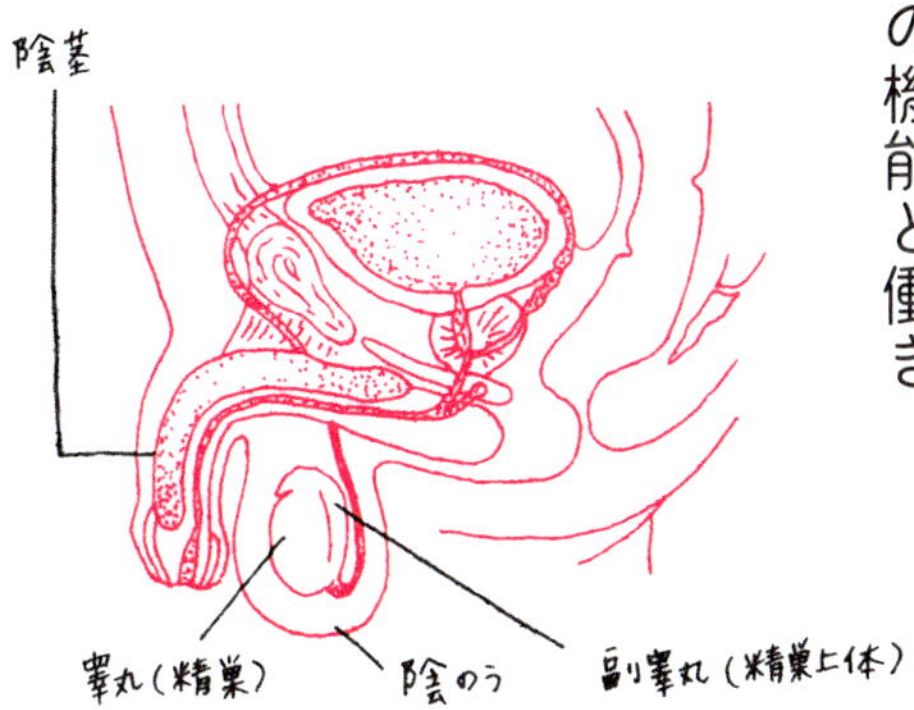

女性

卵巣は膀胱の後ろに左右1つずつあり、卵子をつくる。卵子は卵管を通り子宮へ。子宮では内膜をつくり、受精に備える。

男性

精子は睾丸でつくられ、細い管によってつながった陰茎に運ばれる。睾丸が入った陰のうが2つあり、その間に陰茎がある。

生殖器は男性と女性では構造も働きも著しく異なる。男性生殖器、精巣がある睾丸、副睾丸、陰茎（ペニス）、陰《いん》のうは体外にあるのに対し、女性の生殖器は体内に子宮、卵管、卵巣、膣などがある。

女性の卵巣は膀胱の後ろに左右1つずつある。卵巣で卵子が1カ月に1個つくられ、卵管を通って子宮へ行く。子宮内では、子宮内膜をつくり、受精に備える。

精子は睾丸でつくられ、陰茎に運ばれる。陰茎には尿を体外に出すことと、女性性器の膣に精液を入れる2つの働きがある。精液の中には精子が3億以上あるが、卵管で卵子と出会えるのは100くらい。そして1つの精子だけが卵子と結びつくことができる。結びついたものを受精卵といい、子宮へ下りていき、内膜にとどまり成長する。

足裏からの伝言

人とのかかわりが教えてくれること

これまで紹介してきた器官や臓器は、自分の身体の中で自律して動き、外から入ってきたものに対して消化吸収するといった働きで、いわば自己完結するものでした。最後に紹介する生殖器は、本来子孫を残すという働き。この役目を果たす上で、異性（他者）とのかかわりは欠かせません。つまり、生殖器の反射区に何らかの反応がある場合、他者とのかかわりや人間関係に対する、あなた自身の姿勢や考え方に対して、何かを訴えようとしているのです。

生殖器の異常は炎症をはじめ、がん疾患、ストレスによる機能障害などさまざまです。女性の場合なら膣内の炎症や子宮内膜症など。男性なら前立腺がんや、ストレスなどによるインポテンツなどが挙げられるかと思います。その病状によって、反射区の反応もいろいろあり、一概にいえることではありません。けれども、異性（他者）とのかかわりがある特徴の臓器だけに、自分で解決したくても、相手の感情を推測したりするので、一人で抱え込みがちになる問題が、影響を及ぼすのです。

例えば、仕方なく中絶をしてしまった場合、女性は自分自身も相手も責めます。けれど最終的には、そんな相手と付き合った自分を責め続けてしまうのです。その自分を責める気持ちが、臓器の機能低下を引き起こすこともあるのです。

男性も同じように、女性からの何気ない一言に、プライドを傷つけられ自信をなくして、機能障害になることもあります。

生殖器は、新しい生命を生み出す臓器でもあります。私たちは一人で生きているのではなく、親やきょうだいなどの身内、友人や恋人などの「人とのかかわり」の中で生きているのです。人とかかわることの大切さ、相手を思いやる気持ち、そしてそのかかわりの中でも、しっかりと自分の中心を持つことの大切さを教えてくれる臓器なのです。

カンタン改善法
〈呼吸法 その5〉
8秒呼吸

仰向けで横になっても、座ってもいいので、
ラクな姿勢を取りましょう。
秒針が見やすい時計を近くに置いて、始めます。
鼻を使って、息を8秒間で吸います。
そして8秒間止めます。
8秒間で、口から息を吐き出します。

吸う息は父親のエネルギー。
止める息は、自分自身。
吐く息は、母親のエネルギーです。
親や先祖など、代々連なってきたものは、
今の私たちの身体の中を流れる血液や遺伝子の中に
息づいています。
今、自分がここに生きていることを
親や先祖に感謝することで、
自ずと自分の身体を大事にすることになり、
血液の流れをよくすることにもつながるのです。

ちょっとコバナシ いい噺 2

足の裏から見える、本当の自分

「答えは自分の中にある」という言葉を誰でも一度は、聞いたことがあると思います。よくわかっていることなのに、現実には、悩んだり、つまずいたりすると答えを外に求めてしまいがちです。中でも、占いにハマって「当たっている〜」と喜んでいる人をよく見ますが、「当たっている」ということは、「すでにあなた自身が知っている」ということだと、私は思います。かく言う私も占いは好きなので、「そうそう！　そうなのよ、私って」と思うその気持ちもよくわかりますし、占いを否定するわけではありません。けれど、「占いで言われたから……」と、なんでも「占い」に頼っていると、うまくいかなかったときも「占いのせいでうまくいかなかった」となり、つまり自分以外の他に責任を押しつけるようになるものです。

私自身、長年、カウンセリングをしてきて、占い以外のもの——親や先生、上司のせいとか、いつも誰かのせいにして、何かを言い訳にして、自分の人生から逃げている人に多く出会ってきました。「占い」をはじめ、他に答えを求めるようなことを口にする人の足の裏ほど、フニャフニャで、いかにも力がない感じです。まさしく「地に足がついていない」状態なのですね。

そういう人を多く見てきたこともあり、自分ときちんと向かい合ってもらいたい。そんな思いがこの本の根底にはあります。

日常生活では、意識して見ないと見えない自分の足の裏は、自分自身の鏡であり、ずっと歩いてきた人生の道程すべてがインプットされていると、私は考えているからです。

足の裏は、身体の大きさに比べたら、とても小さなサイズにもかかわらず自分自身の体重を支えて立ち、歩き続けているのです。それに足の裏は、身体のことを考えてくれています。食事の後、「お腹がいっぱいで苦しい」と何気なく言うとき、実際には、膨らんだ胃によって押し上げられた横隔膜が、心臓を圧迫しているので苦しいと感じるのです。しかし食後すぐに歩いても、心臓に負担がかからないように、足の裏の土踏まず部分に消化器系のゾーンは収まっているのです。土踏まずはアーチ状になっているので、地面に直接、消化器系のゾーンが触れないようにできているんですね。もし直接当たっていたら、食後はそれが刺激になって、不快な気分になるのではないでしょうか。こうした身体のしくみと足裏のゾーンが自然と結びついていることに思いを馳せてみることは、自分と向き合う最初の一歩になると思います。

私は、足を大切にすることは自分自身を大切にすることとも考えています。

人は肉体のどこかに不調があると、すぐに「治したい」と思うものです。例えば頭が痛いとき。あなたならどうしますか？

——すぐに薬を服用する、我慢するなど？　「痛い」というのは、身体からのメッセージです。「早く痛みを取ろう。薬を飲もう」と言うのは心。身体は痛むことで、何かを訴えようとしているのです。一度、その痛みを受け入れて、「なぜ頭が痛いんだろう？」と考えてみてください。ムリを重ねた疲労からなのか、風邪の頭痛なのか、寝不足によるものなのか。「頭が痛い」というのは、身体が発している意味のあるメッセージです。それを、薬を飲んで和らげたり、抑えようとするのは、身体からのメッセージをないがしろにするような行為だと思います。それに、痛みを抑えることと治すことは違います。

治すということは、心と肉体のバランスを取ること。それは身体からのメッセージを、ちゃんと聞くことから始まります。「心」の不調も同じです。よく「何をしたらいいのかわからない」「趣味や楽しめることが何もない」という悩みを訴える人がいます。「自分のことがわからない」というのは、何をすべきか、自分は誰なのか……ということがわからないのではなく、「今、自分が何を思っているのか、どう感じているのか」という単純な、かつ純粋な自分自身の感情を見つめられないことなのではないかと、私は思います。親や夫、子ども、あるいは恋人、友だち、会社の人など誰か他の人に、どう思われるか？　を気にして、自分は本当はどうしたいのか？　今、自分は楽しいのか、つらいのか？　自分の心という部屋なのに、他の人の感情に囚われて、自分自身を隅に追いやっていませんか？　他の人の気持ちや感情を気にしすぎている人は、自分の部屋を占領されて自分の心の居場所がわからなくなっているように思えます。

自分の身体と心が発するメッセージは、足の裏にしっかりと映し出されているのです。自分と向き合いたいと思ったら、まず「お疲れさま」と感謝しながら、自分の足の裏とぜひ話をしてみてください。足の裏は、誰よりも優秀な自分専属のカウンセラーなのです。

この本によって、自分の身体からのメッセージを自分自身で受け取り、地に足をつけて、心身ともに健全に過ごせる方が一人でも増えたなら、これ以上の喜びはありません。

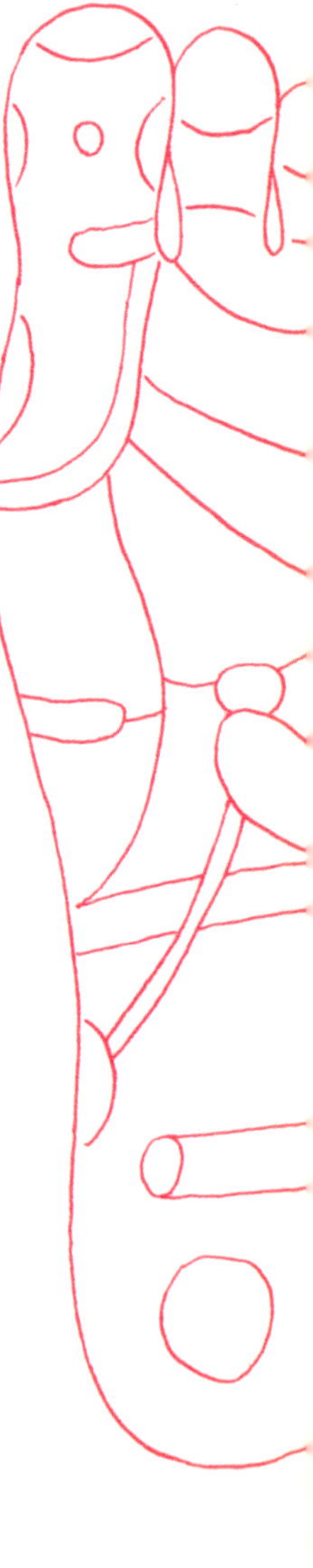

おわりに

この本は、２００５年に、株式会社ソニー・マガジンズ発行の雑誌『Lingkaran（リンカラン）』の取材を受けたのをきっかけに、２００６年から約3年間、連載として掲載させていただいたものをまとめたものです。連載が始まってしばらくして、「本にまとめましょう」というお話をいただいたときは、本を出すのが念願だったので、とても嬉しかったことを覚えています。

ところが、その後雑誌は残念なことに休刊になり、単行本化の話も宙に浮いてしまいました。実は、正直言って、当時はとてもショックでした……。けれども、「おわりに」という原稿を書いている私がいます。紆余曲折、いろいろあったからこそ、今とても嬉しい気持ちです。連載時の原稿をまとめるにあたり、見直しながら、本当

に伝えたいことがたくさんあったんだと、改めて実感しました。
　この本の出版にあたり、たくさんの方々にご協力をいただきました。医学監修をしてくださった、東京女子医科大学附属青山自然医療研究所クリニック所長の川嶋朗先生、精神的な見解や改善法などの助言をしていただきました、飯森伸一先生に感謝を申し上げます。発行を快諾してくれたＰＨＰ研究所の皆様、そして雑誌連載時から、支え、今回の出版に甚大な協力をし、一緒にこの本をつくり上げてくれた編集の井上晶子さん、本当にありがとうございます。
　そして、私の経験の礎となった、今までに足を触らせていただいた皆様と、愛する家族に心から感謝いたします。
　どうもありがとうございます。

２０１０年８月　大谷由紀子

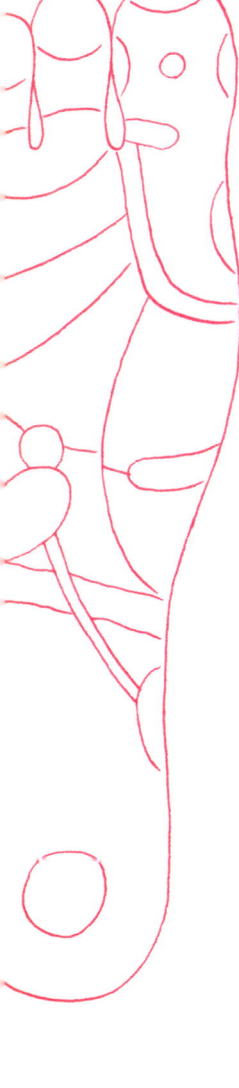

プロフィール

大谷由紀子

日本ゾーンセラピー協会代表。ゾーンセラピスト、リーディングカウンセラー、ヒプノセラピスト。ふくらはぎや足裏から、相手の体調や精神心理を読み取り、足の末梢神経を刺激することで身体全体の治癒力を高める足裏ゾーンマッサージを体系化。1996年に日本ゾーンセラピー協会を設立。2001年にスクールを併設したサロンを開業、幅広い年代に支持される。自身のサロンだけでなく、東京女子医科大学附属青山自然医療研究所クリニック、東京・四谷にある小池統合医療クリニックなどでも施術に当たる。著書に『「ふくらはぎをもむ」と超健康になる』(マキノ出版)がある。

日本ゾーンセラピー協会
http://zone-therapy.net/

編集協力　井上晶子
DTP　朝日メディアインターナショナル株式会社

※初出、雑誌『Lingkaran(リンカラン)』(ソニー・マガジンズ刊)2006年16号～2008年40号に連載。単行本化にあたり、加筆修正しました。

足裏をもむと健康になる

1日1回でココロとカラダの不調が消える!

二〇一〇年一〇月五日　第一版第一刷発行
二〇一一年十一月七日　第一版第十三刷発行

著者　大谷由紀子
発行者　安藤 卓
発行所　株式会社PHP研究所
東京本部
〒102-8331
東京都千代田区一番町二一
生活文化出版部
☎〇三-三二三九-六二二七(編集)
普及一部
☎〇三-三二三九-六二三三(販売)
京都本部
〒601-8411
京都市南区西九条北ノ内町一一
PHP INTERFACE
http://www.php.co.jp/

印刷所
製本所　図書印刷株式会社

落丁・乱丁本の場合は弊社制作管理部(☎〇三-三二三九-六二二六)へご連絡ください。
送料弊社負担にてお取り替えいたします。

ISBN978-4-569-79177-7